国家癌症中心肿瘤专家答

甲状腺癌

患者护理与家庭照顾

（第2版）

主　编　王晓雷

中国协和医科大学出版社

北　京

图书在版编目（CIP）数据

甲状腺癌患者护理与家庭照顾 / 王晓雷主编. -- 2 版. -- 北京：中国协和医科大学出版社, 2024.6. -- (国家癌症中心肿瘤专家答疑丛书). -- ISBN 978-7-5679-2431-4

Ⅰ. R473.73

中国国家版本馆CIP数据核字第2024W2008H号

主　　编　王晓雷
责任编辑　李元君　赵　薇
封面设计　邱晓俐
责任校对　张　麓
责任印制　黄艳霞
出版发行　**中国协和医科大学出版社**
（北京市东城区东单三条9号　邮编100730　电话010-65260431）
网　　址　www.pumcp.com
印　　刷　北京天恒嘉业印刷有限公司
开　　本　710mm×1000mm　1/16
印　　张　13
字　　数　155千字
版　　次　2024年6月第2版
印　　次　2024年6月第1次印刷
定　　价　59.00元

编委会名单

编者名单

主　　编　王晓雷
副主编　吕　青
编　　者　（按姓氏笔画排序）
王　宇　王晓雷　吕　青　乔涌起　任夏洋
刘金英　闫加庆　李　妍　李国辉　杨　梅
杨芳宇　吴秀玲　邹小农　周海燕　贾　贝
寇翠敏　董碧莎

第2版前言

癌症是严重威胁人类健康的疾病。预防癌症、战胜癌症是医疗卫生机构和专家学者的使命与责任，也是广大人民群众特别是癌症患者和家属的希望与期盼。

2013年，为了科普宣传癌症防治知识，提高社会公众癌症防治意识，更主要的是帮助癌症患者和家属答疑解惑，我们编写了“国家癌症中心肿瘤专家答疑丛书”（以下简称“丛书”）。希望这套书能在预防、治疗、护理和康复上给予患者专业性的指导，以此帮助患者及其家属以科学的态度勇敢地面对疾病，与医务工作者共同努力战胜疾病。

丛书出版之后，受到了广大读者的欢迎。10多年来，癌症防治工作已经取得了长足进步，尤其是在一些肿瘤的临床治疗手段以及肿瘤照护方法等方面都有了新的进展，我们也不断收到读者、患者和家属的积极反馈，希望能不断更新癌症防治知识。

为此，丛书编委会决定对丛书进行修订。对丛书中涉及的诊断、治疗、营养、用药、康复知识进行了全面的更新迭代，力争站在科学最前沿，保证肿瘤防治知识的专业性、科学性和权威性。同时在文字表述上继续采用更加通俗易懂的语言，让大众更容易读懂和接受。

癌症防治任重道远。希望丛书能够帮助患者和家属更好地应对癌症，熟悉治疗和康复的每一个环节，全方位地为患者提供一份有益的指南和支持，增加患者战胜疾病的信心，从而能够更从容地重建生活、融入社会。

我们相信，随着医学科技不断进步，治疗手段不断创新，在不久的将来，癌症防治水平将得到更大的提升，健康中国的宏伟蓝图一定能够实现。

丛书编委会

2024年3月

前言

由于癌症已经成为我国常见病、慢性病，有关癌症的预防、治疗和康复等问题涉及越来越多的人群，人们希望得到相关的专业知识，以降低癌症对健康的威胁，减轻癌症对患者身体的损害，尤其是患者及其亲属更希望能够提高治疗效果，使患者早日康复。对于治疗中、治疗后的患者，在与癌症长期的斗争中如何给予他们更多的帮助，是在战胜癌症过程中贯穿始终的重要问题。长期持续的护理、细心科学的照顾，对提高癌症患者的治疗效果、尽早康复或带瘤生活都发挥着积极有效的作用。为此，我们编写了这套丛书，希望能够帮助患者及亲属掌握一些专业知识和技能，为患者在日常工作、居家生活时进行科学有效的服务。

“国家癌症中心肿瘤专家答疑丛书”（以下简称“丛书”），是专门应对癌症治疗和侧重于癌症护理的科普读物。由中国协和医科大学出版社于2014年出版的“国家癌症中心肿瘤专家答疑丛书”——《应对×癌专家谈》，共18个分册，主要侧重于癌症的临床治疗、康复和预防。继而国家癌症中心再次组织肿瘤专家编写了新的分册——《×癌患者护理与家庭照顾》，包括鼻咽癌、喉癌、甲状腺癌、肺癌、食管癌、乳腺癌、胃癌、结直肠癌、膀胱癌和宫颈癌，共10个分册，主要侧重于癌症患者的护理、照顾与膳食。《×癌患者护理与家庭照顾》比较系统地介绍了癌症检查、治疗、康复过程中的护理知识，以及家庭亲友如何对癌症患者进行更加专业的照顾，是对《应对×癌专家谈》的补充和完善。《应对×癌专家谈》侧重于医疗方面，《×癌患者护理与家庭照顾》侧重于护理方面。

新编分册包括肺癌等十种疾病，每种疾病内容独立成册。编者根据临床工作中患者、患者亲属常常提出的问题，设置了治疗与护理篇、营养与饮食篇、用药篇、心理帮助篇、功能康复篇、日常生活与复查篇等六个部分。丛书以问答形式与读者交流，读者通过目录查找到问题后，就可在书中找到答案。由于对患者护理、照顾的基本原理的一致性和方式上有许多相通，所以不同单册书中的内容也有相同部分，但对于不同癌症的不同治疗护理、照顾都在每一册书中进行了详尽介绍。合理的营养与膳食对增强患者机体的抵抗能力、完成治疗方案、提高治疗效果发挥着重要的作用。根据读者的需求，丛书中的营养部分为患者提供了一些常用的食谱，供患者参考选择。癌症，无论对患者本人还是对于患者家庭都是信心和意志的一个考验，因此，在治疗康复过程中，不可忽视的重要内容是将不断坚定战胜癌症的信心、增强与疾病斗争的意志，作为一项治疗内容同步进行。丛书中的“心理帮助篇”，希望为患者提供一些心理疏导，对患者改善心理状态有所帮助，真诚地希望患者能够尝试书中介绍的方法，积极应对疾病。

丛书的编者是国家癌症中心长期从事一线工作的医生、护士和药学、营养及其他专业的医务工作者，他们将专业知识与实践中积累的经验相结合，秉承科学、严谨、专业特点突出的原则，对丛书的内容、文字反复提炼、细心修改，力求实用、通俗易懂，能够给予读者最实际的指导和帮助。在丛书的编写过程中，编写者都是在繁忙的工作之余，抽出休息时间进行创作，尤其编者中许多是从事护理工作的骨干，她们在每天24小时倒班的空隙中挤出时间按时完成书稿的编写，充分表达了她们对患者的真挚爱心。刘金英老师承担了“营养与饮食篇”的编写，精益求精反复修改；李国辉主任组织编写了“用药篇”，编者们用十个月的时间便完成了全部书稿的编写，通过此书将医疗护理工作从医院延伸到了社会、家庭。在此，对他们辛勤的付出表示诚挚的感谢。非常感谢首都医科大学的杨芳宇教授，应邀编写了“心理帮助篇”，运用心理学原理给予患者帮助。在丛书编写过程中，策划编辑张平主任，建立微信群、收发书稿，全方位联系参编部门及人员，并参与了公共部分内容的修改，在每一个环节上都付出了艰辛劳动，对她为本套丛书出版做出的贡献致以衷心的感谢。丛书顺利与读者见面，还要感谢中国协和医科大学出版社吴桂梅主任带领的编辑团队，是她们的工作将丛书尽快送到了读者的手中。

作为科普读物，丛书在内容的收集、语言的使用等方面还存在着许多不足，敬请读者多提宝贵意见。

最后，为了更加美好的明天，我们将永不言弃。

丛书编委会

2016年10月

目录

一、治疗篇

二、营养与饮食篇

三、用药篇

五、日常生活与复查篇

六、肿瘤患者谈抗癌

一、治疗篇

（一）外科治疗护理

1. 甲状腺的形态和功能是什么？

甲状腺位于前颈下部，紧贴在后面的气管环状软骨上，前面位于颈前肌肉群。甲状腺形似蝴蝶，有左右两叶，连接两叶中间部为峡部，左叶和右叶各自的宽度为2～2.5cm，高度4～5cm，峡部宽和高均约2cm，甲状腺重量15～30g，女性比男性稍大一些，正常的甲状腺很薄，一般在颈部看不到，也摸不到。甲状腺能够合成甲状腺激素，参与调节机体代谢。

2. 甲状腺癌患者有哪些症状和体征？

（1）颈部甲状腺有质硬而高低不平的肿块，多无自觉症状。

（2）颈部肿块多为非对称性的硬块。

（3）眼部的改变：颈部交感神经受压时，出现同侧瞳孔扩大。

（4）吞咽困难：食管受压可引起吞咽困难，一般较少见。

（5）音调改变：喉返神经受压时起初多出现刺激症状，如声音嘶哑及痉挛性咳嗽。

（6）呼吸困难：比较多见，尤其是结节型甲状腺肿患者。如压迫气管，当肿物过大时，可引起严重的呼吸困难。

（7）颈静脉受压时，可出现患侧静脉怒张与面部水肿等体征。

（8）晚期会发生转移，如肺转移和骨转移，甚至会发生病理性骨折。

3. 甲状腺激素有什么作用?

甲状腺合成、储存和分泌甲状腺激素。甲状腺激素的主要作用如下：

（1）增加组织的耗氧量，促进热量产生，维持人体正常的新陈代谢。

（2）促进蛋白质、碳水化合物和脂肪的分解。

（3）促进人体的生长发育，主要在出生后影响脑与长骨的生长发育。

4. 甲状腺癌有哪些治疗方法?

一般根据甲状腺癌病理类型和临床分期，选择不同的治疗方案。甲状腺癌的病理类型分为乳头状癌、滤泡状腺癌、髓样癌和未分化癌。最常见的是乳头状癌和滤泡状腺癌。除未分化癌外，前三类癌均首选手术治疗。

甲状腺癌的治疗方法有：①手术治疗；②根据手术情况进行放射性核素治疗；③促甲状腺激素（TSH）抑制治疗（药物长期治疗）；④放射治疗，未分化癌对放疗最为敏感，其余类型对放疗不敏感。

5. 甲状腺癌患者术前需要做哪些检查?

（1）B超：是用于鉴别肿瘤良恶性的首选检查手段。

（2）X线检查：可用于观察气管与甲状腺的关系，良性肿瘤往往会使气管移位，但不会引起气管狭窄。甲状腺癌引起的气管狭窄多是左右径狭窄，而非前后径狭窄，这对于鉴别诊断有着重要意义。

（3）细胞学检查：虽然有经验的超声科医生通过超声检查诊断甲状腺癌的准确率可达90%，但是仍有部分患者难以辨别肿瘤的良恶性。为了明确诊断还需要做甲状腺的穿刺活检，进行细胞学或病理学检查。

（4）实验室检查：用放射免疫法测定三碘甲状腺原氨酸（T3）、甲状腺素（T4）、促甲状腺激素（TSH）及甲状腺球蛋白（Tg）的含量，可用于鉴别结节和其性质。

（5）CT检查：用于观察淋巴结转移的位置、数目以及转移淋巴结与周围组织器官的关系。

（6）放射性核素检查：一般单个冷结节[1]为恶性肿瘤的可能。

6. 甲状腺癌患者手术前为什么都要做B超检查?

颈部B超检查是确定甲状腺肿瘤性质的首选检查手段。超声检查具有方便、无创、价廉、普及率高的优点。它不仅可以发现触诊发现不了的直径小于1cm的肿块，甚至还可以发现甲状腺内直径为2mm、3mm的肿块。超声对于鉴别肿块的囊、实性准确率极高，而且，可以

1 冷结节：根据甲状腺结节摄取核素的多寡，划分为热结节、温结节和冷结节。

判断甲状腺肿块的性质。一名有经验的超声科医生，通过超声诊断甲状腺癌的准确率可达90%。超声检查的目的是：①确定肿块是否位于甲状腺内，是弥漫性还是局限性；②鉴别肿块是囊性还是实性；③确定肿块是单发还是多发；④可判断肿物是良性还是恶性；⑤可对手术后或用药后疗效进行评价。

7. 手术前患者为什么要戒烟、戒酒？

烟、酒对身体有强烈的刺激作用，长期吸烟和大量饮酒都会对身体造成伤害，一般医生都会要求患者在术前1周戒烟、戒酒，这样有利于术中安全和术后恢复。研究表明吸烟会损害呼吸道黏膜，会引起呼吸道分泌物增多，容易造成肺部感染，如果在此基础上手术，尤其是气管切开手术，呼吸道感染的概率会大大增加，因此，术前不仅要戒烟1周以上，还要进行呼吸道准备，这样才能大大减少呼吸道感染的机会。由于医疗技术的提高和药物的改进以及术前准备力度的加大，术前呼吸道准备的时间可适当缩短。酒精对循环系统和手术麻醉有一定的影响，会增加手术的风险，因此，术前戒酒也是必要的。

8. 手术前患者为什么要加强营养？

手术对患者是一种创伤，在此状态下，患者对营养物质的需求比平时要多得多，特别是有的患者在手术后的一段时间内不能正常进食，需要消耗体内大量的营养物质。没有足够的营养，组织器官就不能正常地发挥功能，患者的免疫功能就会低下，伤口的愈合就会受到影响，术后就不可能顺利恢复，因此，术前加强营养的重要性在于增加机体对营养物质的储备。

9. 为什么患者术前要进行床上排便训练?

排便是人的生理需求。由于长期的习惯，排便需要在特定的环境下才能进行。手术后，由于病情的需要，患者要卧床休息，有许多患者会不习惯卧床排便，或不习惯在有人的情况下排便，这样就会给患者排便带来困难。因此，手术前就需要进行床上排便训练，使患者学会在床上排便，以免因术后不习惯床上排便而影响术后身体的恢复和造成不舒适的感觉。

10. 患者如何进行深呼吸、咳嗽训练?

首先要调节呼吸，调整体位并用心去体会。深呼吸训练的要领：可采取平卧位、坐位，以自己舒适为原则。

（1）腹式呼吸：全身放松，双手叠放于上腹正中，将嘴唇噘起，缓慢而连续地将肺中气体吐出，接着用鼻子深吸气使腹肌放松，腹部膨出。用手去感觉及帮助腹肌收缩、放松，吐气、吸气，保持肩部及上胸部不动。呼吸要深而缓慢，连续不超过10次，可休息一下再重复。

（2）胸式呼吸：全身放松，双手放于下胸部两侧肋骨边缘，用鼻子深吸气，感觉肋骨使手张开，将嘴唇噘起，连续而缓慢地由口吐气，双手感觉胸廓向内收，连续不超过10次，可休息一下再重复。

咳嗽训练的要领：深呼吸几次后，张口咳嗽，先轻轻咳嗽，体验咳嗽是肺下部的气体冲出来的感觉，再逐渐加大力度，最后是吸气完毕后爆发性地咳嗽。咳嗽时双手可放于上腹部或下胸部，在咳嗽时加压，以加大力度。每次练习连续不超过10次，可休息一下再重复。

深呼吸、咳嗽训练在患者入院后就可以进行。建议立位时胸式呼吸，卧位时腹式呼吸。患者也可采取任意体位进行深呼吸。深呼吸是经鼻腔深吸气以使肺泡最大限度地膨胀，再经缩拢的两唇间呼气。先呼后吸，呼气时收腹、缩唇，徐徐呼出，呼毕再慢慢吸气，每天数次，每次10～20分钟。这样进行周期性深呼吸运动，除可诱发咳嗽外，还可防止呼吸道闭塞和吸入分泌物导致气道梗阻。

深呼吸训练时还应配合做咳嗽训练，吸气毕进行爆发性的咳嗽，分三步进行，由轻度到中度再到重度。在一次深吸气后轻轻咳嗽两声松动痰液，再稍用力咳嗽促使痰液运行到上呼吸道，稍伸舌张口使声门开放，以便于排出气体，最后用力咳嗽，排出痰液。

11. 为什么患者手术前要洗澡？

洗澡能清除皮肤上的微生物、污垢等，可给自己以愉悦、清新的感觉。手术后伤口愈合需要一段时间，在此阶段内，洗澡可能打湿伤口，引起伤口感染，从而影响伤口的愈合。因此，术前一天需要洗澡，更换病号服，修剪指（趾）甲。无法洗澡的患者需床上擦浴，清洁皮肤，可保持皮肤的清洁。

12. 为什么患者术前要剪指甲和剃胡须？

保持指甲清洁、颜面整洁是一种良好的卫生习惯，也是保持自己形象的需要。指甲过长，容易藏污纳垢。手术后伤口在生长的过程中有发痒的感觉，在自己不在意或睡觉时，不由自主地去挠痒，指甲内的细菌就会侵入伤口，引发不良后果。而一些男性患者，术后需要卧床一段时间，有一些经鼻插入的管道需要固定，胡须过长则不容易固定牢固，且胡须邻近伤口，容易引起术后感染。大手术后体力不支，剃除胡须不便。因此，在术前就需要修剪指甲和剃除胡须，为术后恢复做好准备。

13. 为什么患者术前要取下眼镜、活动假牙、首饰?

术前取下眼镜、活动假牙、首饰的目的是保证患者的安全和防止物品的遗失。因为眼镜会影响麻醉师操作和术中对患者的观察；活动的假牙在手术操作过程中有可能坠入气管或食管，给患者带来危险；金属首饰具有导电性，在术中使用电刀时容易造成患者灼伤。因此，术前应取下眼镜、活动假牙、首饰与其他贵重物品一起交给家属保管。

14. 手术前一天晚上和手术当天早晨患者为什么要禁食、禁水?

禁食、禁水属于胃肠道准备。医生都会要求患者术前一晚及术晨不但不能吃东西而且连水也不能喝，这主要是因为术前没有禁食、禁水，就可能会在麻醉过程中出现胃内的食物误吸入气管而导致患者窒息或引发术后肺部感染。禁食、禁水可减少麻醉时胃内容物误吸入气管的可能性。

15. 手术前家属需要做哪些准备?

家属是患者坚强有力的后盾。术前家属除需要给予患者心理上的支持和身体上的照顾外，还需要：①保持平和心态。应对治疗过程中可能出现的并发症、手术风险及预后有充分了解，对此还不应溢于言表，因为家属是患者的精神支柱，家属的一言一行，甚至一个表情都可能影响到患者。在与医护人员积极沟通与主动配合的基础上，还应帮助患者克服对手术的恐惧，树立战胜疾病的信心，此时家属的安慰和鼓励是非常重要的和必要的。②物品准备。准备患者术后需要的一些物品，如棉织开衫衣服、手纸、纸笔等。③经费准备。根据手术的大小准备足够的经费，以保证患者术后治疗的需要。

16. 手术前配血是怎么回事?

手术就可能会出血，如果出血量过多就需要输血。在接受大手术时，由于创伤大，出血的机会增加，为了保证患者的手术安全，在术前需要进行配血和备血。输血时患者接受的是献血者的血，献血者与患者的血型之间可能会存在差异，如果两者间不合适就会出现溶血反应[1]，产生严重后果。因此，术前需要用患者的血标本提前与献血者的血进行交叉配血试验[2]，以确保输血安全。而备血是根据患者的手术大小准备足够量的血液，以保证术中的用血需要。

1　溶血反应：红细胞膜破坏，致使血红蛋白从红细胞流出的反应。常见于输血反应及中毒。严重者可导致死亡。

2　交叉配血试验：将献血人的红细胞和血清分别与受血人的血清和红细胞混合，观察有无凝集反应，这一试验称为交叉配血试验。交叉配血是确定能否输血的重要依据，两侧均不凝集可输血。

17. 手术后患者能枕枕头吗?

手术后能不能枕枕头，是根据患者的手术情况、采用的麻醉方式、病情来决定的。如果是一个局部麻醉[1]小手术，术后就可以枕枕头。如果是椎管内麻醉[2]，为了避免头痛、恶心、呕吐等，术后需要去枕平卧6小时后才可以枕枕头。如果是全身麻醉[3]，术后清醒前，需要去枕平卧，手术后4小时麻醉清醒后根据病情决定是否可以枕枕头。如术后恶心、呕吐需使患者的头偏向一侧，以避免呕吐物误吸。

18. 术后患者采取什么体位好?

术后根据疾病的性质、手术情况和麻醉方式来选取恰当的体位。一般局部麻醉小手术的患者，可采取自己感到舒适的体位。大手术的患者，麻醉尚未清醒时，应去枕平卧，头偏向一侧，避免误吸呛咳。腰麻[4]、硬膜外麻醉[5]的患者术后要求去枕平卧6小时，以避免引起术后头痛。

颈部手术的患者，在麻醉清醒后，如果血压稳定，可采取半坐卧位，以有利于引流。

1　局部麻醉：是指在患者神志清醒状态下，应用局部麻醉药暂时阻断身体某一区域的神经传导的麻醉方式。

2　椎管内麻醉：将麻醉药物注入椎管的蛛网膜下腔或硬脊膜外腔，脊神经根受到阻滞使该神经根支配的相应区域产生麻醉作用，统称为椎管内麻醉。

3　全身麻醉：简称全麻。是指麻醉药经呼吸道吸入、静脉或肌内注射进入人体内，产生中枢神经系统的抑制，临床表现为神志消失、全身痛觉丧失、遗忘、反射抑制和一定程度的肌肉松弛，这种方法称为全身麻醉。

4　腰麻：为蛛网膜下腔阻滞的简称，即将局麻药物注入蛛网膜下腔，暂时使脊神经前根和后根的神经传导阻滞的麻醉方法。

5　硬膜外麻醉：将局麻药注入硬脊膜外腔，暂时阻断脊神经根的神经传导的方法。

19. 术后吸氧有哪些注意事项？

术后吸氧是维持机体生命活动的常用治疗方法。在吸氧过程中，需要注意以下问题：①使用鼻导管吸氧时应闭上嘴用鼻子深呼吸；②吸氧时医护人员根据患者的病情调节好氧气流量的大小，不要自己随意调节氧气流量开关，氧气流量过小或过大都会对患者的病情带来不利影响；③由于氧气助燃，在使用氧气的病房内不允许使用明火、吸烟、放置易燃物品等，以避免引发火灾；④注意不要用带油的手拧旋钮，也不可用力摩擦氧气开关旋钮；⑤患者在吸氧过程中出现恶心、咳嗽等不适的感觉或发现输氧装置有任何的异常，应及时告诉医护人员；⑥鼻孔插入氧气管后会感觉不适，但这是治疗的需要，患者应慢慢适应，而不应自行拔除氧气管或调整氧气管的插入深度；⑦吸氧不妨碍进食和饮水。

20. 术后为什么要活动手术一侧的肢体？

术后活动术侧肢体有很多好处，如可以促进淋巴回流，减轻手术一侧肢体的水肿，也可以增加肌肉、关节的活动，预防关节强直[1]、肌肉失用性萎缩等并发症，因此，患者要在医护人员的指导下尽早活动术侧肢体。在进行术侧肢体活动时需要注意：①循序渐进，先进行被动运动，比如在别人或健侧肢体的帮助下，术侧肢体不用力进行肌肉、关节的活动，然后逐步过渡到主动运动；②患者在进行术侧肢体活动时，需要严格按医护人员的要求进行，什么时间进行什么样的运

1 关节强直：人体关节在病理状态下功能受限所导致的屈伸不利、僵硬、发挺的状态。

动，不能操之过急，以免影响病情的恢复；③活动量应由少至多，应根据患者的耐受力逐渐增加其活动量；④在日常生活中应尽量使用术侧肢体，如使用术侧肢体梳头、刷牙等。

21. 家属应如何对待手术后患者的疼痛等不适?

手术后患者常有疼痛、发热、恶心、呕吐等不适，除了医护人员给予镇痛药、降温药物和止吐药物等，家属还可采用以下方法，缓解患者术后的不适：①让患者听音乐，数数，讲讲患者感兴趣或让其高兴的事情，这样可分散患者的注意力，从而减轻疼痛；②咳嗽时双手向内按压保护伤口，避免震动伤口而引起疼痛；③病情允许时鼓励患者多饮水，出汗多者要及时擦拭，并更换衣物；④保持良好的心态对待出现的种种不适；⑤为能进食的患者准备营养丰富、色香味美的食物，增进患者食欲，以利于康复。

22. 手术后患者伤口疼痛怎么办?

麻醉作用消失后，患者会出现伤口疼痛，这是一种正常的生理反应，随着术后时间的推移，疼痛会逐渐消失。下面的措施可以减轻术后疼痛：①患者在翻身或活动时要避免引流管移动、牵拉而引起疼痛；②指导患者翻身、深呼吸或咳嗽时，要用手按压伤口部位，避免因伤口张力增加或震动引起的疼痛；③采用分散注意力的方法来减轻疼痛，如听音乐、数数等。

如果疼痛无法缓解，患者在术后早期可使用镇痛药，可采用注射、安镇痛泵、口服等方法给药。

23. 手术后患者什么时候能饮水和进食?

营养和水分的摄入直接关系到患者的代谢和术后康复。甲状腺癌患者术后第2天上午可进清淡易消化的半流食。

24. 手术后患者何时能下床活动?

术后不需要限制活动的患者应尽早下床活动，以利于康复。下床活动的时间及方式等要根据病情和耐受程度循序渐进。可先在床边坐一坐，再在床旁站立，然后过渡到室内慢走，最后至户外活动。

25. 患者下床活动要遵循哪些原则?

患者术后下床活动要遵循早期、渐进、看护的原则。首先，患者如果没有下床活动的禁忌，一般在术后应尽早下床活动。其次，下床活动应该循序渐进，根据病情的恢复情况逐渐增加活动量。在下床活动时必须有护士或家属的看护，严防跌倒摔伤。冬季要注意保暖，避免受凉。

26. 为什么患者手术后一活动往往会感到气喘、多汗?

经过手术后，早期下床活动时，由于患者身体虚弱，常会感觉很累，有些患者甚至出现气喘、多汗的现象。所以，患者活动时要遵循循序渐进的原则，在家属陪护下先在床边活动，再在病房内走动，逐渐过渡到病房附近活动。

27. 患者手术后为什么多汗?

术后大多数患者多汗，这是因为：①手术对于机体来说是一个比较大的打击，对身体的各个器官都有影响，尤其是内分泌系统，加之术后机体比较虚弱，因此容易出汗；②手术后机体的内分泌系统受到干扰，调节功能发生紊乱，也会引起出汗；③手术后切口疼痛、紧张、焦虑等原因，也会增加出汗。对于出汗，患者及家属不用太担心，随着机体的康复，出汗会逐渐减少，恢复到正常水平，必要时可吃中药来调理。

28. 手术后尿管要保留多长时间?

保留尿管的时间长短需依据病情来决定。没有泌尿系统疾病，手术后能下床自己解小便的患者，医护人员会根据病情尽早拔除尿管，使患者恢复到正常的排尿状态。

29. 尿管保留期间要注意哪些事项?

保留尿管是病情的需要。在尿管保留期间患者及家属需要注意：①多饮水，以保证足够的尿量，达到冲洗泌尿道和尿管的目的。卧床期间应经常更换体位，以促进膀胱内尿液的排出。②保持尿道口清洁，特别是女性患者，外阴和尿道口要注意清洗。③务必要保持尿管通畅，在翻身、活动时，防止尿管受压、扭曲、脱出。④保留尿管期间，如有不适应及时告诉医护人员，不要自行拔除尿管，否则尿管前端水囊会损伤尿道。⑤长期保留尿管的患者，下床活动时，引流袋需低于臀部，以防止尿液逆流；活动时可将引流袋固定于腿部内侧，这样不会影响活动。不要在引流袋上施加压力，以免尿液逆流。平时应关闭尿管，每2～3小时开放1次，但前列腺肥大、膀胱功能失代偿的患者例外。保留尿管期间如有不适或尿液有异常，应及时与医护人员联系。

30. 拔除尿管后解不出小便怎么办?

大多数患者在拔除尿管后都会顺利地解出小便。但有个别患者在拔除尿管后因为各种原因（功能性或器质性）而解不出小便，此时千万不要着急，因为功能性的原因是大多数的，只要方法得当，就可以尽快恢复自行排尿，如听听流水声，用温水缓缓冲洗外阴，轻轻环形按摩下腹部，也可以放置热水袋进行下腹部热敷，通过这些方法可刺激膀胱肌肉收缩从而引起排尿。一部分患者拔除尿管后由于不适应卧床排尿而出现排尿困难，如病情允许，可以让其蹲在床上或站立床旁排尿。经过以上方法，大多数患者都能自行排出小便。如果还不能自行排尿，医护人员会分析原因并给予相应的处理。

31. 拔除尿管后解小便疼痛怎么办?

大多数患者拔除尿管后不会有解小便时疼痛的感觉。个别患者有这种感觉是因为在安置尿管时可能使尿道轻微损伤，在保留尿管期间如果在活动、翻身时牵拉尿管也会引起尿道黏膜的进一步损伤，在拔除尿管后初次解小便时就会有疼痛的感觉。这种疼痛很快就会自行缓解，患者不必过分紧张。此时多饮水有助于症状的缓解，如果疼痛长时间未缓解或进一步加重，应及时告诉医护人员，医护人员会做出相应的处理。

32. 术后伤口需用酒精消毒吗?

术后伤口消毒尽量不要使用酒精，酒精刺激性强，用酒精消毒伤口会出现痛痒等不适。伤口拆线后，在家中可把纱布去掉，让机体自我恢复。注意保持伤口处清洁干燥，如有需要可用无菌棉签蘸生理盐水进行局部擦拭。

33. 为什么甲状腺癌患者首次手术很关键?

肿瘤的首次手术是非常关键的，首次手术应尽量做到彻底切除，不然复发以后往往会影响治疗效果。甲状腺癌也同样如此，甲状腺癌患者和医生都应重视首次手术，许多病变广泛的甲状腺癌应尽量做到彻底切除，如果切除不全则会影响治疗效果，因此不要轻易把希望寄托在其他非手术等治疗手段上。

34. 甲状腺癌患者术后护理有哪些注意事项?

（1）注意保持引流管的通畅，一般术后2～5天拔除。

（2）术后出现呕吐，应将呕吐物及时清理干净，以防止污染伤口和敷料。

（3）注意保持颈部水平位置，避免后仰前屈过度，以免影响正常愈合。

（4）术后慢慢由流食[1]、半流食[2]过渡到普食[3]，并注意营养搭配，避免刺激性食物。

（5）积极进行心理疏导，开导、帮助患者克服悲观、厌世情绪，增强其生活信心。

（6）保持手术部位的清洁与干燥，避免摩擦、挠抓及接触刺激性较大的肥皂、酒精、胶布等。

35. 甲状腺癌患者术后咽喉疼痛怎么办？

甲状腺癌手术中因全麻而需要气管插管，气管插管是将一个硅胶管通过口腔、咽喉插入气管内，会对咽部造成一定损伤。同时，甲状腺癌手术还会刺激负责吞咽的咽缩肌、气管和食管，因此，术后经常有患者主诉咽喉疼痛。此时不要紧张，一般不需要特殊处理，多喝水，可以进温凉的食物，也可用冰棍来缓解疼痛，一般数天内可逐渐缓解。

36. 甲状腺癌患者手术后多久可以进食？

甲状腺癌患者术后根据恢复情况决定进食时间。一般无明显恶心、呕吐等不适，术后第一天上午就可以开始进食了。术后可以吃一些软和、清淡的食物，如粥、米汤、鸡蛋羹等。

1　流食：一种呈液体状态、在口腔内能融化为液体，比半流质饮食更易于吞咽和消化的无刺激性的食物。
2　半流食：一种比较稀软烂、易消化、易咀嚼、含粗纤维少、无强烈刺激呈半流质状态的食物。
3　普通：即普通饮食。

37. 甲状腺癌患者手术后伤口肿胀发硬怎么办？

手术伤口肿胀发硬是术后伤口水肿反应所致。因为甲状腺癌手术中要大范围分离切口上下的皮瓣，这极易造成切口周围组织的水肿。特别是中老年女性，因为皮肤比较松弛而且脂肪组织较多，故术后伤口很容易水肿。一般术后随着水肿的吸收，伤口会逐渐恢复平整。

38. 为什么甲状腺癌患者手术后吞咽会有牵拉感？

这与甲状腺癌手术后瘢痕收缩有关。因为，虽然甲状腺癌术后颈部仅有一条线样的瘢痕，但实际的手术创面要比这一瘢痕大得多。这一创面与颈部的切口一样需要形成瘢痕才能复原，而在这过程中瘢痕会收缩牵拉创面附近的气管而造成吞咽时的牵拉感，甚至会刺激气管引发咳嗽。

39. 甲状腺癌患者手术后为什么说话正常但感觉比较吃力？

甲状腺癌患者手术后说话感觉比较吃力，主要是因为甲状腺癌术中为了避免损伤喉返神经，往往会对它进行解剖分离，这样可能会引起喉返神经的水肿或影响它的血供，以至于会出现说话比较吃力的感觉。但这一感觉会随着水肿的消退和血供的恢复在术后3个月左右逐渐消失。

40. 拔除引流管后伤口还有渗液流出怎么办?

手术后放置引流管能引流伤口的渗血、渗液，并能及时发现术后的并发症，如伤口出血、乳糜漏、感染等。一般当引流管引出的液体很少时，就可以考虑拔管了。但引流管拔除后还有一些渗液未完全引出，因此会从原置管处流出，如果渗液未湿透覆盖伤口的纱布则可以继续观察，不用特殊处理；如果渗液较多，将纱布湿透，则要到医院让医生进行处理。

41. 出院后发热怎么办?

通常在手术后3～5天，患者体温会轻、中度升高，通常在38℃左右。这是机体对手术创伤的一种正常反应，一般不需要特殊处理。如果体温高于38℃或患者对体温升高感觉不适，可用温水擦浴、冰袋冷敷等方法进行物理降温。一般在手术后3～5天体温恢复正常后又升高，则有可能是发生了切口感染或其他并发症，此时医生会查找原因，并做相应处理。

42. 患者手术后可以坐飞机吗?

乘坐飞机时高空中机舱内的压力比在地面时要小，体内血管血压与环境压力的差值加大，易造成手术伤口撕裂和出血，且出血速度更快。所以，做过手术的患者最好在近期不要乘坐飞机，以免飞行途中压力变化，使得闭合的伤口再次撕裂以及术区血管出血。

43. 甲状腺切除后对今后生活有何影响？

甲状腺切除术对大部分患者术后的生活没有特殊影响，但是部分患者会出现甲状腺功能减退的症状，需要服用甲状腺激素替代治疗。少部分患者在甲状腺癌术后出现复发和转移，需要进一步治疗。

44. 颈淋巴结清扫术后可能有哪些并发症？如何预防？

（1）颈部积液：是颈淋巴结清扫术后经常遇到的问题。由于颈部手术创面大，渗血较多，因此术后需加压包扎。部分患者由于各种原因造成局部加压包扎不到位而导致颈部积液，一般经过抽出积液和加压包扎都能治愈，只有极个别患者经上述处理无效，才会再次手术清除血肿和积液。

（2）面部肿胀：由于颈淋巴结清扫术中有可能会切除颈内静脉和颈外静脉，术后头面部静脉回流障碍可导致面部肿胀。一般术后1周左右肿胀开始消退，放疗后的患者肿胀消退会慢一些。

（3）术后肩功能障碍：患者表现为肩部不对称，部分患者伴有肩部疼痛，术侧上肢上举困难，主要发生于根治性颈淋巴结清扫术的患者。由于颈转移灶侵犯了颈部的神经、血管而需要行根治性颈淋巴结清扫术，而根治性颈淋巴结清扫术就会不可避免地将病灶和副神经一同切除，从而会导致术后患侧的肩部肌肉萎缩，肩部骨（肩胛骨）隆起，肩部外观不对称及上肢上举困难。术后多做举上肢的动作，可以改善肩功能（有关上肢功能锻炼的具体步骤见本书功能康复部分）。

（4）乳糜漏：在颈淋巴结清扫术中发生率较低。由于左侧淋巴管解剖上的特殊性，如果术中损伤左侧淋巴管就会导致淋巴液外渗，即乳糜漏。发生乳糜漏后，一般应进行加压包扎和颈部负压吸引，数天即可治愈，极少数患者会因保守治疗无效而需再次手术缝合淋巴管。

45. 甲状腺癌患者术后需要放疗吗?

除甲状腺未分化癌外，其他类型的甲状腺癌对放射治疗都不敏感，而且甲状腺周围邻近的器官、组织如气管软骨、食管及脊髓等对放射线耐受性都较低，大剂量的放疗常会造成严重并发症。故甲状腺癌患者术后一般不需要放疗。

46. 甲状腺手术后几天能拆线？拆线后几天可以洗澡?

甲状腺手术后一般5～7天可拆线。拆线后洗澡：①看伤口的愈合情况。一般愈合良好，无红肿、疼痛、化脓等，拆线3～7天后就可以洗澡了，但洗澡时不能大力揉搓伤口周围，以防撕开伤口；伤口局部浸泡时间不应该过长，毕竟局部刚愈合的伤口皮肤较薄，长时间浸泡容易引发感染。②根据患者身体恢复情况。洗澡需要患者能基本自理，术后患者体质弱，长时间洗澡容易造成虚脱，一般主张采用淋浴的方式，应避免盆浴或泡澡。

47. 如何预防瘢痕的形成?

甲状腺癌患者女性较多，她们对术后颈部瘢痕是否会影响美观极为关心。在一些职业型的妇女中，如演员、教师尤为突出。外科手术不仅要切除显露于颈部的隆起肿块，将这一影响容貌的因素去除，还要尽量减少切口瘢痕对美观的影响。甲状腺癌手术切口多数是沿颈部皮纹走行，切口长短根据手术需要进行选择，术后瘢痕通常不会很大。

48. 甲状腺癌患者术后出现进食呛咳怎么办?

甲状腺癌手术后患者进食呛咳主要与喉上神经损伤有关。喉上神经来自迷走神经，分内外两支，内侧支为感觉支，分布于喉黏膜上，外侧支为运动支，分布于环甲肌上，与甲状腺上动脉贴近。手术中结扎甲状腺上动脉及分离甲状腺悬韧带时有可能会刺激或损伤该神经。喉上神经位置高低不一，神经束粗细不一，在通过下颈领式切口手术时寻找它不太容易，如肿瘤位于甲状腺上极时就更难寻找。对于恶性肿瘤的治疗原则应以切净肿瘤为主，故有时不得不切断该神经。

出现因喉上神经损伤引起的饮水呛咳时，一般不需要特殊治疗，可进一些糊状的食物，使用营养神经的药物，多在数天内可恢复。

49. 为什么甲状腺癌术后患者会出现进食阻挡感?

甲状腺癌手术会刺激负责吞咽的咽缩肌、气管和食管，因此术后部分患者会出现吞咽疼痛。在术后一个较长的时间段内，参与吞咽的肌肉逐渐修复，此时会出现进食阻挡感。

50. 为什么有些甲状腺癌患者术后高音唱不上去?

甲状腺癌患者术后高音唱不上去主要与喉上神经或喉周围肌肉损伤有关。喉上神经外支紧贴甲状腺的上极进入并支配环甲肌，通过变换环状软骨和甲状软骨的相对位置，参与维持喉部各肌的紧张度。因此，喉上神经外支的功能状况和喉周围的肌肉可影响声音的质量。在处理甲状腺上极时极易损伤喉上神经外支。喉上神经外支损伤后环甲肌失去功能，声带内收作用减弱，喉部肌肉的紧张度降低，发音质量发生变化，可出现声音变粗、变弱，音调降低，易发音疲劳，一般不会出现声音嘶哑，讲话频率范围可缩小，声带振动会失去同步性。喉镜检查时，双侧声带均能活动，但伤侧声带比较松弛并呈波纹状。

51. 为什么有些甲状腺癌患者术后会出现声音嘶哑?

声音嘶哑主要与甲状腺癌手术中刺激、损伤喉返神经有关。两侧喉返神经在甲状腺腺叶的内后方均走行于气管、食管间沟，喉返神经与甲状腺下动脉关系复杂。绝大多数喉返神经在甲状腺下动脉之深侧，于是甲状腺肿大时喉返神经走行方向移位不是很大，手术不易损伤。但当喉返神经走行于甲状腺下动脉浅面或分叉之间时，则甲状腺肿大时血管也随着移位，可牵拉喉返神经向前、向外移位，神经走行的方向从原来与身体纵轴平行的位置，变成与身体纵轴垂直，手术中在切断血管时易造成喉返神经损伤。外科医生会重视每一例手术，在手术中会解剖喉返神经并加以保护。

另外一种少见的甲状腺癌术后声音嘶哑的原因是麻醉过程中出现

的环杓关节脱位，只要发现较早，通过环杓关节复位，声音嘶哑通常会很快恢复。

52. 甲状腺癌患者手术后声音嘶哑能恢复吗?

声音嘶哑主要是甲状腺癌手术中刺激、损伤喉返神经所致。喉返神经损伤分为暂时性损伤和永久性损伤两大类。术中单纯挫伤一般为暂时性损伤，术后均能恢复；如术中切断或结扎喉返神经则为永久性损伤，术后一般不能自行恢复。

53. 手术后出现手脚麻木怎么办?

甲状腺癌患者手术后出现手脚麻木主要与手术中甲状旁腺受损有关。甲状旁腺负责体内钙磷代谢，甲状旁腺损伤会引起低钙和手脚麻木。由于：①除上甲状旁腺位置较为恒定外，下甲状旁腺位置变化较大，不易寻找；②甲状旁腺非常小，直径仅2～3mm，外观上易与淋巴结和脂肪颗粒混淆，手术当中很难识别；③甲状旁腺营养血管纤细，即使发现也无法保证完全不伤及甲状旁腺的血供；④甲状腺癌或转移的淋巴结会向外侵犯，有时会累及甲状旁腺。所以甲状腺癌手术后有可能出现甲状旁腺功能改变的各种表现，主要表现为手脚麻木、口周针刺感，有时会出现手足抽搐。

54. 什么是甲状腺功能减退症?

甲状腺功能减退症是甲状腺激素合成、分泌或生物效应不足导致的一组疾病。

55. 甲状腺癌患者术后出现的甲状旁腺功能减退症状会缓解吗?

手术引起甲状旁腺功能减退的症状一般于手术后2～3天逐渐出现，个别患者术后数小时即可出现症状，也有的患者术后1周才开始出现。

甲状腺癌手术后甲状旁腺功能减退的原因一般有：①甲状旁腺被切除；②甲状旁腺血液循环发生障碍，使甲状旁腺激素分泌受到影响；③甲状旁腺受到严重挫伤等。

一般情况下，除了误切甲状旁腺，其他原因引起的甲状旁腺功能减退及低钙血症均为暂时性的，一旦甲状旁腺功能恢复，病情自会缓解。

56. 如何治疗患者术后出现的甲状旁腺功能减退?

治疗方法主要有以下三种。

（1）饮食疗法：甲状旁腺功能不足的患者，应给高钙、低磷饮食，如多吃大米、水果、豆制品、海带等，避免食用含磷较高的食物，如牛奶等乳制品、肉类、蛋类、花生米、核桃等。

（2）药物治疗：在发作期，最有效的措施是立即静脉滴注钙剂。症状减轻时可口服钙剂。还可给予镇静剂，用于改善神经功能状况，减少手足抽搐的发生。除此之外，还需补充维生素D，促进肠道对钙的吸收，提高血钙浓度。

（3）甲状旁腺移植术。

57. 患者脸部发木，没有感觉，如何恢复？

甲状腺癌患者术后因神经损伤会出现面部麻木，在不影响伤口的情况下可进行局部按摩，只要面神经未被切断，一般3～6个月多能恢复。同时可口服一些营养神经药物，如维生素B_1、维生素B_{12}等。切口长好后可辅以理疗来恢复。

58. 为什么颈淋巴结清扫术后胳膊抬不起来？

颈淋巴结清扫术后，由于切除了颈部的第2、第3及第4颈神经，整个颈部、耳垂、上胸部、肩部皮肤感觉会丧失，会觉得耳垂、脖子是麻木的，还会感觉肩膀酸痛、发沉。

59. 为什么颈淋巴结清扫术后会出现脸肿？

颈淋巴结清扫术后，由于切除了颈部的淋巴和脂肪组织，以及多数颈部细小血管，整个颈部、面部的血液、淋巴液回流障碍，组织液淤积于颈部和面部，造成颈部和面部肿胀。术后随着颈部淋巴引流和血液回流的重建，颈部和面部肿胀会逐渐缓解。

60. 为什么有时术后引流管可引出乳白色液体？

颈淋巴结清扫术后从引流管引流出乳白色液体，是发生了乳糜漏。乳糜漏在甲状腺癌手术中主要为颈淋巴结清扫时伤及胸导管或右淋巴干所造成的一种并发症。

右颈淋巴干主要收集右上肢、右头颈部淋巴液，然后注入右锁骨下静脉和颈内静脉交角处。左侧的胸导管主要收集腹腔、盆腔脏器及左上肢、左头颈部淋巴液，然后注入右锁骨下静脉和颈内静脉交角处。左侧引流淋巴液量明显多于右侧，因此乳糜漏以左侧最为多见。

61. 手术后患者出现乳糜漏该如何处理?

术后出现乳糜漏[1]的处理应视引流量的多少而定。小的淋巴管损伤，引出的淋巴液量相对较少，经过充分引流常能自行愈合，不需要特殊处理。而淋巴管主干损伤时引流液量大，血浆中大量血浆蛋白丧失，对人体影响较大，需手术处理。

多数患者通过适当补充液体以维持水电解质平衡，适当补充蛋白质及维生素，充分引流，应用抗生素后引流液量可逐渐减少最后痊愈。经过合理的非手术治疗，引流液体量无明显减少，时间超过数周乃至数月不愈者，往往要再次手术，以便彻底结扎损伤的淋巴管。

62. 手术后为什么会感到疼痛?

（1）切口疼痛：多在麻醉清醒后的24小时内出现，麻醉药效消失后，组织的伤害依然存在。

（2）内置的引流管路造成的疼痛。

（3）牵扯性疼痛：手术时，机体组织和器官等受到一定牵拉，手

1　乳糜漏：是甲状腺癌颈淋巴结清扫术后常见并发症，其产生原因是在行颈淋巴结清扫术中损伤颈段胸导管或淋巴管。

术后容易导致剧烈疼痛；另外翻身、咳嗽等，也会引发牵扯性疼痛。术后牵扯性疼痛大多发生在手术后的2 ～ 3天。

（4）心理因素导致的疼痛：术后由于疼痛，会使患者感到不适，产生不同程度的焦虑，从而影响患者休息和睡眠，如此不仅对术后恢复不利，反而还会加重疼痛。同时，患者的心理素质以及对疼痛的认识等，都会影响患者对疼痛的感觉。

63. 镇痛药是否会影响伤口愈合?

认为镇痛药会延缓伤口愈合是错误的。疼痛不仅是一个症状，它还对机体有极大的影响。疼痛可以促进肾上腺素和去甲肾上腺素分泌，使蛋白质和氧气的消耗增加，从而产生更多的二氧化碳，使免疫细胞的活性和功能减低和下降。所以，术后遵医嘱使用镇痛药不会影响伤口愈合，而是促进伤口恢复、提高患者手术后生活质量的有效方法。

64. 手术后为什么会觉得头晕、恶心?

头晕是全麻后常见的不良反应，是麻醉药的副作用，与个人体质有关系，有的人明显，有的人不明显；头晕也有可能是由术后的低血压、低血糖引起的，此时遵医嘱对症治疗即可。

手术后为什么会恶心、呕吐呢？大脑中有一个专管呕吐的神经中枢，名叫呕吐中枢。呕吐中枢可以感受到体内复杂以及微妙的化学物质的变化，也可以通过呕吐中枢来接受视觉、嗅觉、味觉、咽喉、胃肠道、内耳以及冠状动脉的刺激传入，呕吐中枢对这些变化和刺激做出的反应，就是恶心和呕吐。虽然呕吐中枢人人都有，但敏感程度有所不同，有些人更容易出现恶心和呕吐，这包括以下影响因素。①患者因素：低龄、女性、不吸烟、有晕倒病史、肥胖的患者更易发生呕吐；患者术前因精神紧张而呼吸加快，不自主地吞入大量空气，引起胃肠道上部膨胀，也会诱发恶心、呕吐；术前患者禁食时间不够，饮食未能很好控制，进食较多易产气或刺激性食物也会引起术后恶心。②麻醉因素：吸入性麻醉药、阿片类镇痛药会直接作用于呕吐中枢，麻醉药剂量越大，麻醉时间持续越长，恶心、呕吐发生率越高。③手术因素：长时间手术会对胃肠道运动产生抑制作用，导致消化液和气体潴留，胆汁反流入胃，达到一定的量就会引起恶心、呕吐。有以上三类因素中女性，使用阿片类镇痛药，不吸烟，有手术后恶心、呕吐史或晕动病史四种因素的属于高危人群，具备以上一种情况者术后恶心、呕吐发生率增加20%。

65. 术后发生头晕怎么办?

首先应告诉医护人员，使医护人员关注术后的生命体征，并诊断头晕是否由血压、血糖等因素造成的，然后对症治疗。如只是因为麻醉引起的，则过几天头晕的感觉就会随着麻醉药的代谢而慢慢消失。

66. 术后发生恶心怎么办?

术后恶心、呕吐的处理措施，主要包括更换体位、清除呕吐物等。若患者恶心呕吐的症状比较严重，医务人员也会按需使用药物治疗。

（1）更换体位：术后恶心、呕吐，可以改变患者的体位，例如采取半卧位或半坐位，避免仰卧位，能够降低因为呕吐物导致的误吸、窒息等不良事件的发生概率。

（2）清除呕吐物：术后恶心呕吐时，需要及时清除呕吐物，并用温开水漱口。由于呕吐物通常为胃内的内容物，在呕吐之后可能会散发异味，如果患者闻此种味道，也有可能会对呕吐中枢造成刺激，引起恶心、呕吐的现象。

（3）药物治疗：术后恶心呕吐，如果呕吐的次数比较多，医务人员会给予药物进行缓解，如甲氧氯普胺、昂丹司琼等。

（4）其他方法：术后恶心呕吐，如果是过早饮水或进食所致，则需要避免短时间内再次饮水或进食，还可以采取肠道减压的方法，减轻胃肠道的压力，改善恶心呕吐的现象。

术后恶心呕吐，可采取相应的处理措施。随着患者胃肠功能的逐渐恢复，可适当饮水进食，其间避免剧烈运动。

67. 手术后为什么要活动？

（1）肿瘤患者血液处于高凝状态，外加术后止血药物的应用，手术和全身麻醉时间较长，术后因疼痛和虚弱造成的长期卧床等都会引起下肢深静脉血栓的形成。活动可促进静脉回流，减少血液淤滞，减少血栓形成的可能性。

（2）术后卧床的患者，早期常会出现没食欲、消化不良、便秘等不适，这些都与术后缺少活动密切相关，活动可以帮助消化功能的恢复，可促进消化和吸收。

（3）适量的活动，可以保持良好的肌肉张力，增强全身活动的协调性。

（4）防止压疮形成，久卧在床的患者，着床一面的皮肤，尤其是骨突位置，如枕后、肩胛骨、骶尾部、脚跟等，会有发生压疮的危险，尤其是瘦弱的患者更易发生压疮。一旦发生压疮，愈合是一个漫长的过程。所以多变换体位、增加活动量，避免同一体位时间过久，可以大大减少发生压疮的危险。

（5）活动还有助于缓解心理压力，提高睡眠质量，促进生活自理能力的恢复，并且会给患者带来无形的积极暗示。

68. 手术后应该如何活动?

（1）床上活动：患者在床上输液的时候，可以选择仰卧位，交替抬腿。先抬一条腿，与床面呈30°，累了再换另一条腿，可以抬腿将脚面绷直，也可以像蹬自行车一样活动双腿；或者平躺着，使自己的小腿肌肉收缩。这些活动可以让有力的小腿肌肉将血液挤压回心脏，促进血液循环。如果患者喜欢坐位，可以在输液的同时，慢慢活动非输液的手臂。如向前、向后、轻轻旋转肩膀，上抬、外展上肢，这样会减轻肩关节的疼痛，帮助患者恢复上肢的肌力；手指的每个关节可以试着握紧、放松，旋转手腕等。床上的活动会让患者的下床活动更加顺利，避免发生因久不活动而引起的肌力下降和肌纤维的萎缩。

（2）床旁活动：在床旁活动的时候，需注意保护患者身上的各种管路，千万不要拉脱这些管路。开始可以在床上坐3分钟，或在床旁坐3分钟，然后原地站起来踏踏步，累了再坐到床上，或者在床旁的椅子上坐坐。活动需循序渐进，切不可操之过急。待身体情况允许，可在走廊内散步，最好不要离病房太远，以免突发不适而来不及处理。如果在活动的过程中出现头晕、心慌等不适感觉时，应及时通知护士并躺在病床上休息。

69. 手术后为什么不宜让很多人来探视？

手术后的患者丢失大量血液，营养摄入不足，免疫力下降，院外人员会将细菌带入病房，引起患者感染，也会影响医生、护士进行无菌操作的环境。另外，术后患者身体多虚弱，不宜进行过多交谈，以免损耗体力，引起情绪波动。同时过多的探视还会影响患者做康复治疗的时间。

70. 手术后患者可以做什么运动？

甲状腺癌患者术后第2天可在家属协助下逐渐半卧、坐起甚至站立，甚至可在家属搀扶下进行床旁活动。患者出院后1个月内应避免重体力活动或较剧烈运动，同时还应避免伤口局部的剧烈活动，例如猛烈摇头、仰头或提重物。

71. 如何使用水银体温计测量腋下体温？

（1）检查体温计的完整性，将已消毒或清洗过的体温计甩至35℃以下。

（2）将腋下皮肤上的汗液擦干，如腋下皮肤有破损或伤口，应换另一侧测试。

（3）将体温计的水银端放入腋窝中间处并紧贴皮肤，体温计水银端不能暴露在外，测试时间5～10分钟，然后取出体温计。

（4）视线与体温计刻度水平读数，读数后要及时将体温计的水银甩至35℃以下。

人体正常腋温在36.5℃左右，24小时的体温会有一定的波动，一般早晨体温偏低；人体体温会有一定的个体差异，但差异不会很大；应避免在喝热水、进餐、吃冷饮、沐浴、剧烈运动后及情绪激动时测量体温，这些情况下应休息半小时后再进行测量。

72. 手术后发热是正常的吗?

手术后患者出现发热多为吸收热，属于正常现象。手术术后患者一般都有体温升高的情况，但体温一般不超过38.5℃，3天左右可逐步自行恢复正常，这是由于手术创伤，机体自身吸收局部的积血、积液而产生的无菌性炎症反应，这种反应称为外科吸收热。对于这种情况应该密切观察体温变化情况，患者要多饮水。如果患者体温＞38.5℃，应采取有效的降温措施，例如物理降温或遵医嘱使用药物降温。

73. 手术后发热时怎么办?

（1）严密监测生命体征，重点观察体温变化。

（2）采取有效的降温措施，通常使用物理降温方法，例如冰袋冷敷、温水擦浴等。冷敷时注意不能长时间在同一部位，最长时间不超过半小时；不可以在心前区、腹部、后颈部、足底冷敷。

（3）对于高热患者可遵医嘱使用药物进行降温，常用药物有吲哚美辛栓，经肛门给药。注意事项：用药后应监测生命体征变化情况。退热期会大量出汗，患者应多喝水补充体液，防止脱水；加强皮肤的护理，随时擦干汗液，保持皮肤清洁干燥，及时更换床单和衣服，防止受凉。

（4）发热患者应卧床休息，休息环境应保持安静。

（5）提供含足够蛋白质、维生素的流质、半流质饮食，以补充营养物质，同时患者应多饮水。

（6）加强口腔的护理，保持口腔黏膜湿润。

（7）安全护理：高热的患者容易躁动不安，应防止其坠床、跌倒，必要时加床档或使用约束带约束患者。

74. 什么是物理降温?

物理降温是用低于人体温度的物质作用于人体皮肤，通过神经传导引起皮肤血管的扩张或收缩，提高皮肤的散热能力，从而达到降低体温的方法。分为局部降温和全身降温，局部降温包括使用冰袋、冰帽；全身降温包括温水擦浴、使用冰毯机等。

75. 如何进行物理降温?

（1）局部降温我们最常使用冰袋。使用冰袋时要先检查冰袋有无破损，检查患者使用冰袋部位的皮肤有无破损，避免患者皮肤和冰袋直接接触，冰袋可用小毛巾包裹，或者用衣物相隔；冰袋应放置在前额、头顶部和体表大血管流经处（颈部两侧、腋窝、腹股沟、腘窝等处）；禁止放置在心前区、枕后、足底、腹部等处；放置最长时间不超过30分钟，随时观察局部皮肤情况，确保患者局部皮肤无发紫、麻木及冻伤，如有异常应立即拿走冰袋。

（2）全身降温可用温水擦浴和酒精擦浴。温水擦浴方法：盆中盛32～34℃温水，毛巾浸在水中，然后拧至半干擦拭患者双上肢、腰背部、双下肢，擦至腋窝、肘窝、手心、腹股沟、腘窝处稍用力并延长停留时间，以促进散热。温水擦浴时环境要保持安静整洁舒适，室温应适宜，并关闭门窗。酒精是一种挥发性液体，可刺激皮肤血管扩张，擦浴时在皮肤上迅速蒸发，可带走机体大量热能，散热效果强，操作方法同温水擦浴，使用的酒精浓度为25%～35%，对酒精过敏和有出血倾向、高热患者禁用。居家更常使用温水擦浴。

76. 为什么发热时要保持口腔卫生？

我们口腔的温湿度和残留的食物残渣非常适宜微生物的生长繁殖，因此我们的口腔内存有大量致病和非致病菌。当机体处于健康状态时，机体抵抗力强，唾液中的溶菌酶具有杀菌的能力，再加上喝水、进食、漱口、刷牙等活动可达到减少和清除致病菌的作用，一般不会引起口腔疾患；当机体出现异常而发热时，机体水分大量蒸发，患者唾液大量减少，口腔黏膜干燥，这种口腔环境十分利于病菌迅速繁殖，极易引起口腔炎、黏膜溃疡等口腔疾病。所以，患者发热时应特别注意口腔的卫生情况。

77. 发热时为什么要多喝水？

因为要补充身体丢失的水分，防止患者脱水；多喝水还有利于通过代谢帮助散热。人体体温升高时心率和呼吸都会有不同程度的增快，人体细胞代谢也会增快，各种代谢都需要水的参加，所以身体此时对水的需要量会增加，消耗也就会增多。高热时人体为维持相对正常的温度，就要进行自身的调节，其中很重要的一点就是通过皮肤蒸发散热；高热的患者常伴有不同程度的出汗，也增加了水分的丧失，呼吸加快也会挥发一定的水分。所以，患者发热时应该多喝水。

78. 发热到什么程度需要用退热药?

当腋下温度高于38.5℃时需使用退热药，用药的同时进行物理降温能减少药物用量。具体用药指导可参考用药篇退热药相关内容。

79. 发热到什么程度需要尽快到医院就诊?

出现不明原因的反复发热或持续发热，使用药物降温和物理降温不缓解的情况下需要患者及时到医院就诊，切勿擅自反复使用退热药而延误病情。

80. 发生便秘怎么办?

多活动可促进肠道蠕动，多饮水可帮助软化大便。如发生轻度便秘可食用香蕉、柚子、蜂蜜水帮助肠道蠕动。重度便秘难以自行缓解的患者遵医嘱可服用一些润肠通便的药物，如开塞露、温肥皂水灌肠等可帮助顺利排便。术后切忌因便秘而屏气用力排便，以防止心肺并发症的发生和伤口胀开。

81. 术后为什么会感觉疲乏？

首先应考虑发生术后疲劳综合征的因素。术后疲劳综合征是指患者在大手术后表现为极度疲劳，不能集中注意力，行为缺乏主动性的一组症候群，时间持续数天至1个月不等。与手术创伤的大小、术后营养摄入减少、营养状况改变、术后心肌功能受损、心情焦虑抑郁有关。大手术也会引起机体内分泌、代谢等一系列改变。其次应考虑癌因性疲乏因素。比如肿瘤患者长期的睡眠休息不足、生活学习规律被打乱、营养不良、恶病质、疼痛、体重减轻、毒性代谢物产生、贫血、卧床和药物治疗。

82. 感觉疲乏怎么办？

有以下几种方法可帮助患者减轻疲乏。

（1）行为放松技巧：如渐进式肌肉放松、冥想放松、减敏感法及意念想象等放松方法。必要时可以去心理门诊就诊，咨询心理医生。

（2）音乐治疗：有研究发现，听平静和缓的音乐可有效减轻患者的焦虑和抑郁，从而可达到缓解疲劳的效果。可以听一些自己感兴趣的音乐，时间不宜过长，每次以60分钟为宜，并变换曲目，音量大小要适宜，以不大于70分贝为佳。

（3）有氧运动：有氧运动可刺激垂体分泌内啡肽，它是最好的生理镇静剂。运动时机体神经系统产生微电刺激，这种刺激能缓解肌肉紧张和精神抑郁，而且能使大脑皮质放松，从而减轻心理紧张。进行有氧运动时需评估患者的脉搏和活动耐受度，根据患者具体情况调整活动量。运动需循序渐进，运动中任何呼吸短促、脉搏加快、肌肉酸痛等不适症状均需加以注意。散步、骑车等活动均可进行，但应30分钟/次，1～2次/天。

（二）腔镜甲状腺癌手术问答

83. 腔镜甲状腺癌手术适应证有哪些?

腔镜甲状腺癌手术适合有较强美容需求且符合以下条件的患者：

（1）如为良性结节，最大径≤4cm，囊性为主的良性结节有条件的中心可以适当放宽指征。

（2）分化型甲状腺癌，肿瘤直径≤2cm，无颈侧区淋巴结转移或者全身远处器官转移；无影像学中央区淋巴结转移提示，或转移淋巴结直径≤2cm，且未融合固定。

（3）甲状腺肿大Ⅱ°以下的原发性甲亢。

（4）最大径≤4cm的胸骨后甲状腺肿。

84. 腔镜甲状腺癌手术禁忌证有哪些?

（1）口腔畸形、口腔局部感染等因口腔条件导致手术操作受限或感染风险增加者。

（2）髓样癌、甲状腺未分化癌。

（3）合并严重的甲状腺炎性疾病。

（4）Ⅲ°肿大的甲亢。

（5）肿瘤靠近喉返神经入喉处或较大肿瘤位于上极。

（6）既往有颈部手术史、消融治疗史或者颈部放射史。

（7）伴有其他器官或系统合并症不能耐受手术创伤或全身麻醉者。

85. 腔镜甲状腺癌手术和传统甲状腺癌切除手术在治疗上有何不同？

和传统甲状腺癌手术相比，腔镜甲状腺癌手术除手术入路不同，术前准备、术后护理、术后并发症也有所不同。例如腔镜手术切口为二类切口，需使用抗生素，在术前需做抗生素皮试；经口腔入路手术患者，如口腔分泌物多，术后护理人员会吸除口腔分泌物；经腋窝入路手术患者术后肢体活动度会短暂受限等。

图1为腔镜手术与传统手术相比，在外观上没有瘢痕。

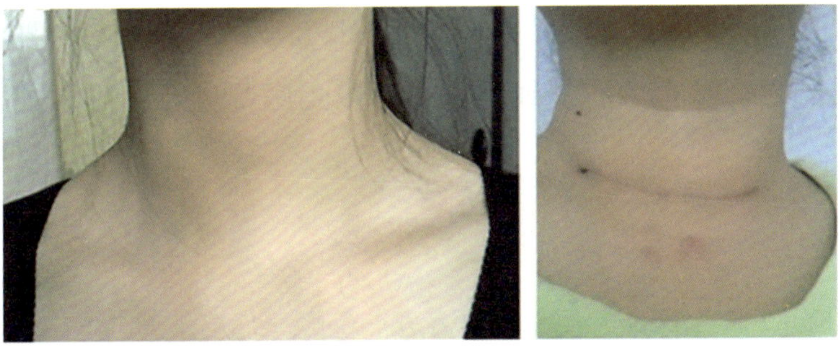

a.腔镜手术术后外观　　b.传统手术术后外观

图1　甲状腺癌术后外观

86. 经口腔前庭入路治疗分化型甲状腺癌术后出现下颌皮肤麻木感正常吗？

大多数患者术后常有下颌皮肤及口唇麻木感，可能与颏神经术中受牵拉及挤压、术后局部水肿有关，多数可在术后4～12周逐渐消失。

87. 经口腔前庭入路的甲状腺癌患者何时开始功能锻炼？

术后一周开始进行颈部功能锻炼，以防止患者术后手术区域（颈部及颌下区）皮下瘢痕收缩愈合，从而出现牵拉感而出现头部活动限制。

88. 经口腔前庭入路的甲状腺癌患者口腔伤口需要拆线吗？

不需要。出院时，医生在拔除口腔引流管时，已进行伤口外部处理，口腔内部使用可吸收缝线，一般能自行吸收。如果居家期间，口腔伤口在愈合过程中有缝线外露，可以到医院进行处理，去除多余缝线。

89. 经口腔前庭入路的甲状腺癌患者术前需要进行口腔疾患的治疗吗？

需要。检查口腔有无溃疡、牙齿牙龈异常等情况，有必要者可以进行一次洗牙。

90. 腔镜手术后颈部前胸有淤青是正常的吗?

腔镜甲状腺癌手术中，如经口腔入路、经胸乳入路等患者，因腔镜器械在手术建腔过程中会对路径皮肤有一定损伤，术后会有不同程度的淤青，属于正常现象。一段时间后会自行恢复。

91. 经腋窝入路的腔镜甲状腺癌术后伤口护理有哪些注意事项?

注意腋窝处皮肤创伤包括皮肤红肿、瘀斑、皮下感染积液、脂肪液化等并发症的观察。术前给予备皮，术后应保证伤口区域的清洁干燥，伤口未结痂前避免遇水。有任何红肿热痛、流脓等异常情况，及时就医。

92. 经腋窝入路的腔镜甲状腺癌术后肢体功能锻炼有哪些注意事项?

腋窝入路的手术患者术后一周应避免同侧上肢过度外展，术后一个月内禁止做扩胸运动。运动幅度应循序渐进，一般1个月后能恢复至术前水平。

（三）气管切开患者的护理

93. 为什么甲状腺癌患者需要做气管切开？

在手术前，医生可能会告诉患者和家属，手术当中或手术后患者可能需要做气管切开，那是因为：①甲状腺包绕喉和气管，甲状腺癌手术有时会涉及两者；②肿瘤累及一侧或双侧喉返神经。以上两种情况在手术后，患者出现呼吸困难的可能性会很大。为预防手术后出现呼吸困难或窒息，医生会根据病情需要决定是否行气管切开，以保证患者生命安全。

94. 如何防止气管套管脱出？

手术后气管切开的患者应注意套管系带的松紧，应以容纳一指为宜，系带过松可在变换体位或咳嗽时脱出。刚刚手术后的患者由于气道尚未形成窦道，一旦脱管，气道闭塞，可导致窒息。因此要随时注意系带的松紧，不要擅自松解。如果系带太脏需要更换，应在气管切开术后1周，由医生护士进行更换，勿自行更换。

95. 如何清洗气管套管内管？

每天早、中、晚各消毒气管内套管1次。金属套管内管可用煮沸消毒法。清洁后再放回外套管内。

96. 气管切开患者出院后如何吸痰？

家属要经常帮助气管切开患者拍背咳痰，有条件者可购买脚踏式吸痰器，用来抽吸不能咳出的痰液。同时应加强气管湿化以防止痰痂形成。

97. 如何进行气管湿化？

可向气管套管（或造瘘口）内交替注入生理盐水或痰液稀释药物，以防气管内痰痂形成。还应开窗通风，保持室内空气新鲜，保证室内温湿度适宜（以温度22℃、相对湿度80%～90%为宜）。气管切开后，没有了鼻调节吸入空气温度和湿度的作用，空气若干燥，气管支气管黏膜纤毛运动受阻，分泌物易结痂。欲达到合理的湿度，夏天可用湿拖把拖地，冬天可将干净湿毛巾置于暖气片上，但最理想的是使用空气加湿器，以防止痰液结痂。如气管套管口（或造瘘口）内有血痂、痰痂时，勿用别针、发卡等物自取，应速到医院请专科医生予以取出，以免痰痂、别针、发卡等坠入气管，造成气管、支气管异物，而增加患者痛苦。

平日可于气管套管口（或造瘘口）上，遮一湿纱布（单层），以防灰尘、异物坠入气管，同时还可湿润空气。可将纱布制成小儿围嘴样，既便于更换，又便于活动。

98. 在家中如何给气管切开伤口换药?

应每天更换气管套管下的纱布，可用纱球蘸生理盐水清除附着于创面上的血痂、痰痂，再用干净的镊子将新的纱布放在气管套管下。如果为气管造瘘口，用纱球蘸生理盐水将造瘘口周围皮肤擦净即可。气管切开伤口应保持清洁，以争取尽早愈合。

99. 戴气管套管患者家庭护理的注意事项有哪些?

（1）气管切开后，外界空气不再经鼻吸入，失去了鼻腔对吸入空气的加温、加湿、过滤等作用，过冷、过热或不洁的空气直接从气管切开处进入肺部，可刺激呼吸道黏膜分泌物的增加。因此，气管切开的患者室内应经常通风、洒水或使用加湿器，也可在气管切开处盖一层干净的湿纱布，防止痰液结痂。

（2）保持颈部造瘘口周围清洁，随时擦净造瘘口周围的分泌物，同时每天更换造瘘口处的纱布，以利于伤口愈合。放置于造瘘口内的气管套管的内套管应取出煮沸消毒3次/天，以预防造瘘口感染。进食时，用干净纱布遮盖造瘘口，避免食物及其他异物进入造瘘口内，引起呛咳或吸入性肺炎。固定套管的系带需系死扣，松紧度以通过一指为宜，并且应随着颈部变化情况及时调整系带松紧。

（3）注意有效的咳嗽排痰，保持呼吸的通畅。

（4）外出时可在颈部围一块透气性好的纱布遮挡气管切口，以免灰尘或杂物进入。

（5）禁止游泳。洗澡时注意保护，防止水溅入气管内。

（6）定期回院复诊。长期戴气管套管的患者，应警惕套管损坏，必要时应由医生换管。

（7）气管套管口（造瘘口）内有血痂、痰痂时，勿用别针、发卡等物自取，应速到医院请专科医生予以取出，以免痰痂、别针、发卡等掉入气管造成气管、支气管异物，增加患者的痛苦。

100. 为什么气管切开患者要保持大便通畅？

因为通过声门的关闭，可提高腹腔和胸腔的压力，以便完成咳嗽、呕吐、排便、分娩和上肢用力的动作。气管切开后这一功能消失，患者无法屏气，所以气管切开患者需要保持大便通畅，还应避免提重物。

101. 气管切开后戴胃管患者家庭护理注意事项有哪些？

留置胃管期间要遵医嘱进食，每天可用清水或盐水漱口。推注营养液及水后应塞紧管头或反折管口并用纱布包好，以免被污染或有空气进入。应妥善固定胃管，防止其滑脱、移动、盘绕扭曲。脸部的固定胶布，应每天更换，防止因胶布松动而导致胃管脱出。

102. 气管切开患者何时拔除气管套管？

经口进食恢复正常、无伤口感染者，医生会考虑为其拔除气管套管。拔管前需用塞子堵住套管口48小时以上，活动后无呼吸困难，能经口排痰的患者，可由医生拔除气管套管。气管套管拔除后局部不需要缝合，用纱布覆盖伤口即可。拔除气管套管后刚开始会有痰液从原切口排出，因此纱布潮湿时要及时更换。1周左右原切口可自然愈合。

103. 气管切开后如何恢复正常饮食？

气管切开术后无伤口感染，患者在医生的指导下可练习经口进食。因为水较固体食物更容易引起呛咳，因此应从糊状和半固体食物（如香蕉、面片等）开始练习。进食前深吸一口气，用手指盖住气管套管口，以便能憋住气，然后吞咽小团软食，每天多次，每次少量进食，然后逐渐过渡到半流食，再到喝水。通过耐心和坚持不懈努力练习，绝大多数患者可以恢复正常饮食，并拔除鼻饲管。

104. 气管切开患者饮食上有何要求？

患者因病不能经口进食，为保证患者摄入足够的蛋白质与热量及治疗中所需服用的药物，避免其他的并发症，应采取鼻胃置管的喂养方法。食物一般以高热量、高蛋白、高维生素且易消化的流质食物为宜，如奶制品、豆浆、水果汁、肉汤等。

105. 如何给气管切开患者进行鼻饲？

患者对鼻饲[1]有一适应过程，因此，开始时给予的食物宜少量、清淡，中午可适量并稍多于早晚。第一次推注量不宜过多，以50～80ml为宜，由少到多逐渐增加，最后可加至200ml。时间间隔

1　鼻饲：即鼻饲法，是将导管经鼻腔插入胃内，从管内输注食物、水分和药物，以维持患者的营养和治疗的技术。

为30分钟至1小时，最长为2小时（也可根据给予的量来决定进食时间间隔）。

推注的营养液过冷、过热，均可引起腹泻或其他胃肠疾病，因此，推注前应进行温度测试，可用手腕内侧测试，以不感觉烫为宜，一般为37～40℃。再次推注时先抽吸一下胃管看有无食物吸出，如没有或抽出的只是水或者抽不动，说明胃内的营养液已排空，可再次推注。营养液推注速度不宜过快，量不宜过大，应分次用注射器注入或间断重力滴注。每次推完后再推入20ml温开水以冲洗管道，以避免营养物堵塞管道。注意每次在推注前把空气排尽，以免引起胃部不适及产生饱胀感从而影响注入食物的量。鼻饲后扶患者坐起30分钟，防止食物反流。

106. 如何准备鼻饲营养液?

根据患者机体需要量，一般每天需推注营养液2000ml左右，气管切开的患者更应该增加水分的摄入，应比正常人增加1000ml水分的摄入。

每次给患者推注多少营养液就预热多少，已开封的营养液要放在0～4℃冰箱中冷藏（在没有冰箱的情况下可放在冷水中保存）。因为室温下超过4小时，营养液就会腐败变质，推注给患者后可引起腹泻。

在两次推注营养液之间，还可推注适量菜汁、水果汁、汤类等。

107. 如何练习经口进食?

患者在医生的指导下训练经口进食，开始时可进少量黏团状（如汤圆、面团等）、糊状食物。根据手术部位确定进食体位，如右半喉切除术后患者取左侧卧位进食，左半喉切除术后患者取右侧卧位进食，上半喉切除术后患者取仰卧位或头低卧位进食，头偏向非手术侧有助于吞咽，并可减少误咽；教会患者“三咽法”即深吸气，进食小团软食，分两次吞咽，然后咳嗽后再吞咽。软食较液体更容易吞咽，85%～90%的患者经过进食训练能恢复正常进食，待进食无呛咳或呛咳减少便可拔除鼻饲管。

（四）药物治疗

108. 甲状腺癌患者术后还需要进行药物治疗吗?

促甲状腺素（TSH）是一种促甲状腺滤泡上皮细胞生长的因子。对分化型甲状腺癌来说，要尽可能抑制TSH分泌。长期T4抑制性治疗可以明显降低肿瘤的复发，是治疗分化型甲状腺癌的标准方法。分化型甲状腺癌患者手术后应服用甲状腺激素治疗，将TSH抑制在正常值以下。

109. 得了甲状腺癌，什么时候进行化疗?

化疗[1]对甲状腺癌的效果不理想，主要用于：

1 化疗：是化学药物治疗的简称，是利用化学药物阻止癌细胞的增殖、浸润、转移，直至最终杀灭癌细胞的一种治疗方式。

（1）分化差或未分化癌术后的辅助治疗。

（2）不能手术或远处转移，以及术后局部复发、迅速恶化的晚期甲状腺癌姑息性治疗。

（3）分化型甲状腺癌对化疗反应差，仅在晚期局部无法切除或远处转移时和其他治疗方法联用；未分化癌对化疗较敏感。

110. 化疗过程中会出现哪些不良反应?

化疗过程中常见不良反应包括胃肠道反应（恶心、呕吐）、血液毒性（白细胞减少、血小板减少、贫血）、肝肾毒性（肝肾功能异常）、神经毒性（手脚麻木、耳鸣）、皮肤毒性（脱发、脱皮、皮疹、脓疱）、心脏毒性（心慌、心律失常、心绞痛、乏力）等。

111. 如何减轻化疗的不良反应?

目前，已经有很多方法可用来预防或减轻化疗的近期不良反应，如化疗前预防用止吐药能减轻恶心、呕吐；白细胞或血小板减少的患者可以应用升白细胞药物或升血小板药物进行治疗；关节酸痛患者可用芬必得之类的镇痛药加以缓解；但对神经毒性、脱发目前还没有好的预防办法。此外，治疗后导致的第二原发癌等也无法预防。医生会根据患者情况，针对具体的并发症对症处理。患者应尽可能保持战胜疾病的决心和克服困难的信心，因为心情越差越容易陷入反应越大的恶性循环。

112. 化疗期间饮食应注意些什么？有忌口吗？

化疗期间应注意饮食问题，但是现实中大众对这个问题的认识存在着许多误区。受传统的思维影响，人们有很多奇怪的认识，例如忌口的问题：治疗中不能吃无鳞鱼、蛋白质、羊肉等；还有的患者认为应该使劲补，天天补品不离口。出现这些现象和我们的传统思维方式不无关系。对疾病产生影响的食物其实并不多。虽然食用海产品对甲状腺功能亢进、食用过多的淀粉或含糖的食物对糖尿病、饮酒及食用海产品等对痛风等会出现影响，但是一般的鱼、肉类食物对肿瘤并没有影响，一些不实的传言并没有证据来支持。

一个肿瘤患者本来身体就受到疾病的困扰，常会出现营养不良，如果再不及时补充营养则会对患者的病情造成消极的影响。化疗期间患者常常有胃肠道反应，如恶心、呕吐、食欲减退等，这时饮食应该清淡，但应富含营养，并且应服用一些纤维素以帮助患者解决便秘的问题。化疗休息阶段还可以再适当地增加营养摄入。有人认为应多食补品，但补品是什么？其实它只是个概念而已。有些补品含有激素，对患者不见得有益。只要患者有食欲，其实正常的饮食就是最好的补品。

113. 化疗后为什么会出现排便困难、便秘？

便秘是指排便次数减少，每2～3天或更长时间1次，排便无规律性，大便干结，常伴排便困难。化疗患者由于体质虚弱，活动减少，进食减少，肠道缺乏机械性的刺激而易产生便秘。

化疗药物大多对消化道有毒性作用，患者主要表现为恶心、呕吐、腹泻、便秘、腹痛，其产生原因为大剂量化疗药物对消化道黏膜的直接刺激作用，对中枢化学感受器的作用和对自主神经系统的作用等。

应用大剂量或毒性强的化疗药物，患者大多会出现恶心、呕吐等消化道反应，临床上常使用昂丹司琼（枢复宁）、格拉司琼、甲氧氯普胺（灭吐灵）等止吐药对症治疗。其中枢复宁与格拉司琼是一种高选择性的5-HT_3受体拮抗剂，是通过拮抗中枢化学感受区及外周迷走神经末梢的5-HT_3受体而抑制恶心、呕吐，但其也有便秘的不良反应。灭吐灵是促胃肠动力药，也有产生便秘的副作用。

114. 化疗后出现排便困难、便秘怎么办?

（1）适当运动。在病情允许的情况下，可离床活动。如果身体状况许可，应尽可能地做一些力所能及的家务事，力争生活自理。这样不仅可增加胃肠道的蠕动，还可调节心情，缓解紧张的情绪，改善生活的气氛。还可指导患者按摩腹部，每天起床前及睡前平卧，从上腹部至下腹部按顺时针方向进行按摩30次，如此可刺激穴位调整脾胃功能，促进阴阳平衡，增加胃肠蠕动，有利于排便，使患者恢复到良好的健康状态。

（2）定时排便锻炼。嘱患者每天早餐后排便，即使无便意也应定时蹲便，以养成定时排便的习惯。指导患者在早晨或清晨起床后无论有无便意，都应用力做排便动作，反复多次；在模拟排便过程中，应将双手压在腹部，做咳嗽动作，以增加腹压，促进排便；同时应集中精力，不要玩手机或做其他事情，以养成良好的排便习惯。

（3）饮食指导。指导患者进食清淡、易消化食物，少食多餐，同时增加食物种类，以增进食欲。应多食用富含维生素A、维生素C、维生素E的新鲜蔬菜、水果及含有粗纤维的糙米、豆类等食物，以增加肠蠕动。适当进食有润肠通便作用的食物，如蜂蜜、芝麻、核桃等。鼓励多饮水，化疗患者饮水应保证每天在2000ml以上，特别是应在每天清晨空腹饮温开水1杯。

115. 化疗后患者为什么会觉得指尖麻木?

铂类药物、长春碱、紫杉醇等药物均有一定的周围神经毒性，患者通常表现为四肢麻木和感觉异常等，所以化疗后患者会觉得指尖麻木。

116. 当患者出现指尖麻木时，家属应该如何护理?

指导患者及家属加强保护意识，防止患者受伤。四肢轻度感觉异常的患者应保持四肢清洁，可戴手套、穿袜子保护；感觉异常严重者，不仅要避免四肢受压和冷热刺激，防止烫伤和冻伤，还要避免皮肤受损，尤其是手指、脚趾。建议患者冬季穿暖和的衣服，注意手脚保暖。做家务，如清洗衣物时要用温水，最好戴手套；不要用无感觉的部位直接接触危险的物体，如接触运转的机器、搬运重物；烧水、做饭、吸烟时防止烫伤无感觉区皮肤。腱反射消失、肌肉痉挛、肌力下降、有振动觉的患者要避免上下楼梯，房间内禁放锐器，室内较硬且有棱角处应用棉垫包裹，以减少碰撞伤害；独自活动时可用拐杖，必要时要专人护理，以防止意外发生。指导患者对感觉异常部位多加按摩，在肢体允许范围内进行主动及被动活动，以保持和增加关节活动度，防止肌肉挛缩变形，并保持肌肉的生理长度和肌张力，改善局部血液循环，促进神经再生及早日康复。

117. 输入化疗药物时出现局部血管及皮肤疼痛怎么办?

在输入化疗药物时，如果出现局部血管及皮肤疼痛，要警惕是否出现化疗药物渗出到血管外面的情况。在护士确认没有药物外渗时应考虑是否与输液速度有关，可让护士调整输液速度。因为有的化疗药物偏酸性，有的偏碱性，无论酸碱都会刺激血管，引起疼痛。此时可减慢输液速度，减少药物对血管的刺激。如果出现化疗药物外渗就需要按化疗药物外渗的处理原则来治疗。发泡类化疗药物外渗需要马上停止输液，局部做封闭治疗。非发泡类化疗药物外渗根据外渗的量及面积决定是否进行局部封闭治疗，原则上是不需要的。化疗药物外渗具体需要怎样的处理，需由专业医护人员决定和操作。

118. 化疗间歇期的患者应该如何安排日常活动?

化疗间歇期患者可以适当地做一些体育锻炼，锻炼计划一定要根据自身的具体情况安排，综合考虑自身的体力和承受力，适量、适度、循序渐进。对于卧床的患者，可以进行被动锻炼，如可做推拿按摩、四肢的伸缩和抬高运动、躯体翻转、深呼吸训练、仰卧起坐等；能下床的患者可散步、慢跑、练气功、打太极拳等。体育锻炼可以减轻焦虑、抑郁心理，改善患者心情，提高机体免疫功能，增强体质，有利于化疗药物的按期应用。

119. 如何评价患者化疗后的疗效?

在化疗药物治疗过程中，正确评价药物的有效性是十分关键的问题。治疗肿瘤及评价肿瘤治疗效果如何，不仅是看肿瘤的大小变化、肿瘤是否完全缓解或部分缓解，还需要考虑治疗对患者的生存质量、生存期长短的影响。很多晚期肿瘤患者通过综合治疗可以长期“带肿瘤生存”，这样的治疗效果和实际意义不亚于肿瘤完全缓解、肿瘤部分缓解的结果。

120. 中医能够治疗甲状腺癌吗?

确诊甲状腺癌后，首选手术治疗。手术前后可以结合中医治疗，改善患者的体质状态，为手术做准备。手术后，结合中医治疗，可促进术后康复，预防复发与转移。

121. 中医治疗甲状腺癌有效吗?

我国对甲状腺疾病的认识及研究已有2000多年的历史。多本古代医学论著中均有对甲状腺肿大疾病的记载分别称为“瘿”“瘿瘤”“瘿病”。这些认识理论在甲状腺疾病的中医诊治中起着重要的指导作用，同时也推动着现代中医对甲状腺疾病的研究。中医中药对于良性甲状腺结节可起到一定的治疗和缓解作用，但对于甲状腺癌还是建议以手术治疗为主，以中医治疗为辅。

（五）放射性核素治疗

122. 哪些甲状腺癌患者需做放射性核素治疗？

甲状腺癌的放射性核素治疗[1]主要是^{131}I治疗，主要应用在晚期有全身转移的患者，但需要先做甲状腺全切除术。只有切除了全部甲状腺后，具有放射性的^{131}I才会被转移灶吸收，对转移灶形成辐射效应，破坏转移灶癌细胞。否则，^{131}I会完全被残留甲状腺吸收，不能分布到转移灶，达不到治疗甲状腺癌转移灶的目的。

123. 为什么有些甲状腺癌患者手术后还需要应用^{131}I治疗？

外科医生在手术中是根据肉眼来判断肿瘤是否被切除干净，有时为了保护甲状腺周围的正常组织也会保留少许的甲状腺或肿瘤组织，因此，在手术后病理检查肿瘤切缘时可能会发现癌细胞。

因此，有必要在甲状腺全切除术后应用^{131}I消除剩余甲状腺组织，去除手术后可能残留的病灶，另外还可治疗转移灶，降低复发率及死亡率，延长生存期。

1　放射性核素治疗：是利用荷载放射性核素的放射性药物能高度集中在病变组织中的特点（高度靶向性），以放射性核素衰变过程中发出的射线治疗疾病，可以实现无创，达到较好的治疗效果，提高患者生活质量。

124. 哪些甲状腺癌患者不宜接受^{131}I治疗?

甲状腺癌患者如果具备以下条件之一就不考虑做核素治疗：①妊娠及哺乳期的妇女；②血常规示白细胞计数低于3.0×10^9/L；③血小板计数低于90×10^9/L；④严重的肝肾功能不良；⑤术后颈部伤口没有完全愈合。

125. ^{131}I治疗有副作用吗?

应用^{131}I治疗后少数患者会出现副作用，但不严重，经对症治疗后大部分可以痊愈。在治疗后早期少数患者可出现恶心、呕吐、口干、唾液腺区的肿胀和疼痛、颈前肿胀、甲状腺区的疼痛以及一些其他消化系统的症状，极少数患者还会出现白细胞和血小板的一过性减少，但这些都可以通过医生的治疗而缓解。

126. 患者采用^{131}I治疗对家属有辐射吗?

核素治疗的放射性较强，会对周围人造成辐射。因此，进行核素治疗的患者出院后应被隔离一段时间。患者出院后1～10天与孕妇、儿童保持3米以上距离，成人保持1米以上距离；10～30天与孕妇、儿童保持1米以上距离且不能接触，与成人可正常接触；30天以后可解除隔离，与他人进行正常接触。

127. 服用 ^{131}I 治疗会有哪些不适症状？

服用 ^{131}I 后会口干10天以上，第2～3天会有明显想吐、无力、头晕感，需尽量卧床休息，饮食上宜清淡，食物应柔软，之后不适症状会慢慢缓解。另外，还会有皮肤干燥、瘙痒，局部皮肤发红，瘢痕部位发白等改变。

128. 接受 ^{131}I 治疗的患者有什么注意事项？

接受 ^{131}I 治疗的患者需要注意的事项是：①由于治疗所用的 ^{131}I 的剂量较大，患者在服药后前3～5天可以出院，但不应到公共场所活动，应尽量避免接触孕妇和儿童；②在 ^{131}I 治疗后3～6个月进行复查，医生会根据具体情况决定是否需要重复治疗，或者选择其他治疗手段；③符合国家生育条件的年轻患者最好在 ^{131}I 治疗结束1年后再考虑怀孕。

129. ^{131}I 治疗期间为什么要停用优甲乐和限制含碘饮食？

停用甲状腺素制剂主要是为了使体内的TSH水平升高，促进转移灶更好地吸收 ^{131}I。限制含碘饮食是为了造成人体的碘饥渴状态，在进行核素治疗时，使转移灶更容易吸收 ^{131}I。

130. 常见含碘的药物和食物都有哪些？

含碘食物：海带、紫菜、海苔及其他海产品，如海虾、海参，干贝、海蜇等。

含碘药物：卢戈液、碘化钾、胺碘酮、喹碘方。

含碘中药：海藻、昆布类、川贝、连翘、丹参、白头翁。

含碘对比剂：碘油对比剂、胆囊对比剂、肾盂及血管对比剂等。

含碘外用药：碘酒（碘酊）、含碘癣药水、碘甘油。

（六）放射治疗护理

131. 放疗对甲状腺癌有效吗？

不同病理类型的甲状腺癌对放疗的敏感度有所不同，其中以未分化癌最为敏感，其余类型较差。

（1）未分化癌以外放射为主要治疗方法。放射治疗[1]简称放疗。放疗在甲状腺癌患者通常宜尽早进行，少数即使尚可手术的病灶，手术亦仅以使肿瘤变小为目的，手术后应辅以放疗，否则局部复发率较高。患者如有气管压迫症状，应行气管切开。放疗一般显效较快但缓解期较短。

（2）分化型甲状腺癌（乳头状癌和滤泡状腺癌）首选手术治疗，

1　放射治疗：是利用放射线治疗肿瘤的一种局部治疗方法。

疗效已很满意，而无须常规放疗。因为放疗所得的益处不多，反而会带来一些不良反应。一般仅对术后少量局部残留病灶或手术不能切除的病变组织以及孤立性远处转移灶才选用外放射治疗。

（3）对手术不能完全切除的髓样癌病例，可在术后进行放疗。髓样癌发展缓慢，对放疗不甚敏感，放疗后肿瘤退缩也不迅速，但放疗可使病情缓解，有时也可见完全缓解。

（4）甲状腺癌在病程中发生骨转移并不少见，骨转移时局部可有明显疼痛，外放射治疗可缓解疼痛，快速放疗可迅速奏效。

132. 得了甲状腺癌，什么情况下进行放疗？

（1）未分化甲状腺癌首选放射治疗。

（2）甲状腺癌Ⅲ、Ⅳ期术后有癌细胞残留者。

（3）广泛淋巴结转移。

（4）甲状腺癌骨转移，特别是椎骨转移、颅底周围转移或可能引起病理性骨折而导致功能障碍者。

133. 甲状腺癌放疗有痛苦吗？

射线在杀死肿瘤细胞的同时，照射野内的正常组织细胞也会受到损伤，随着放疗的继续，这种损伤作用逐渐累加，可表现为放疗开始无疼痛等不适感觉，随着放疗的继续，患者会感觉咽喉疼痛、吞咽疼痛加重、放疗区皮肤色素沉着或溃烂等。放疗科医生会采取相应的措施处理这些症状，而且这些放疗反应在放疗结束后能很快恢复，所以不要因这些暂时的放疗反应而放弃治疗。

134. 放疗前患者需要做哪些心理准备?

放疗是一个相对较长的过程，患者在治疗前需要做的准备有以下几点：①需要患者树立起战胜疾病的信心。如鼻咽癌对放疗敏感，目前治疗效果非常理想，要相信在医生努力和自己的配合下，一定能够治愈。②需要患者调整好心态。有的患者得知自己患病后，被吓得不行，甚至六神无主，这样对治疗疾病百害而无一益。因此，在治疗前，一定要放宽心，坦然面对，积极配合治疗。③需要患者做好克服困难的心理准备。放疗过程中会出现一些不良反应，这是机体对外来刺激的生理反应，医生也一定会想最好的办法把不良反应的发生率和严重程度降到最低，应相信医生完全有办法让您完成治疗。

135. 放疗对患者的着装有什么要求吗?

为了减少对照射区域皮肤的摩擦和刺激，建议放疗期间穿柔软宽松、吸湿性强的纯棉类内衣，避免穿粗糙及化纤类衣物。头颈部接受放疗的患者，上衣最好选择无领开衫，而不要穿硬领衬衫，男士不要打领带，以便于穿、脱和保护颈部皮肤。

136. 放疗过程中会出现哪些身体反应?

放疗过程中，身体出现的反应有全身反应和照射局部反应两种。全身反应包括恶心、食欲减退、疲乏，有时候还会出现血细胞的减少。局部反应包括照射部位的皮肤反应，与照射部位有关，但不能一概而论，患者具体病变不同，照射范围不一样，身体情况有差异出现的反应也不一样，反应轻重程度也不一样。如照射头颈部会出现口干、口腔黏膜溃疡、吞咽疼痛，照射胸部可能会导致肺炎、气管炎、食管炎等，照射腹部会出现恶心、呕吐、腹痛、腹泻等症状。

137. 如何预防和减轻放疗的不良反应?

放疗的不良反应分为早反应（急性反应）和晚期并发症，与照射的部位、剂量的大小、范围以及是否联合同期化疗有密切关系。

放疗不良反应与手术后会在皮肤上留下瘢痕与接受化疗时会有相应的不良反应一样非常常见，是机体对外部刺激的一种正常反应，并不奇怪，也并不那么可怕，患者不必紧张。放疗科医生在给患者治疗时，除了追求最佳的控制肿瘤效果外，同时也会特别关注减少放疗不良反应、提高患者的生活质量。医生通常会采取先进的放疗技术，准确设定治疗范围，对正常组织加以很好的保护，使不良反应发生的概率和严重程度降至最低。在治疗过程中，医生还会给予相应的处理和支持治疗，减轻放疗的不良反应，以期保证绝大多数患者能够顺利完成放疗。

138. 放疗期间营养支持为什么特别重要？放疗期间什么食物不能吃?

放疗时间长，照射的组织多，特别是口腔、咽部的黏膜比较娇嫩，头颈部放疗过程中会出现口腔黏膜炎，可导致口腔疼痛、吞咽疼痛，严重影响患者进食，导致患者体重下降；胸部肿瘤放疗时会出现食管炎；腹部肿瘤放疗时会出现腹泻等症状。同时，放疗的全身反应还有食欲下降，这些情况会使患者吃不下饭，或者营养吸收不好，最终可导致营养不良。

营养不良的危害非常大，主要有以下几个原因：①由于进食减少，营养不够，身体合成红细胞、血红蛋白的原料减少，导致患者出现贫血；贫血会使血液运送氧气的能力下降，肿瘤因此而缺氧，而缺氧的肿瘤细胞对放射线非常抗拒，从而可影响疗效。②由于营养不良，身体抵抗力下降，使患者易患感冒等感染性疾病，会出现发热甚至高热，从而需要中断放疗，影响疗效。③身体抵抗力和免疫力下降后，抵御肿瘤细胞侵袭的能力下降，容易出现肿瘤远处转移，使总体治疗效果下降。④由于营养不良，患者会出现体重下降，体重下降后，肿瘤与周围健康组织的相对关系会发生改变，导致肿瘤和正常组织的放疗照射剂量与事先计划的不一致，使肿瘤控制率下降或使正常组织损伤加重。因此，接受放疗的患者在治疗过程中以及治疗后一段时间（急性反应恢复期）的营养支持非常重要，患者一定要克服困难，尽可能保持体重不变。

放疗过程中，对食物的种类没有特殊要求，以高蛋白、易消化和易吸收的食物为主，一般忌食辛辣食物。对头颈部或胸部肿瘤患者，如食管癌患者，食物要求质软，不宜吃带骨或坚硬食物，以免损伤口腔或食管黏膜，加重放疗反应等。

139. 放疗期间不想吃饭怎么办？

放疗的全身反应中有食欲减退，也就是说不想吃饭，严重时患者见到饭菜就想吐，一般这种情况较少见。还有些患者放疗过程中需要接受化疗，这会加重全身反应，食欲减退的患者更多见。这种情况下，第一，要从思想上战胜自己，树立克服困难的信心；第二，医生会给予一些改善食欲、减轻放疗或化疗副作用的药物；第三，可经常变化食物的种类和口味，从感官上增进食欲。

140. 放疗期间需要忌口吗？

不忌口、不挑食、均衡饮食是肿瘤患者饮食的基本要求。患者在放疗期间，由于疾病本身原因，以及肿瘤的治疗会使机体消耗更多的能量，体重下降的情况并非罕见。特别是头颈部的放疗，当出现口腔、咽部黏膜反应症状，如口干、味觉改变，咀嚼、吞咽疼痛，可使患者食欲减退，进食量明显减少。放疗期间建议患者选择高蛋白、高热量、高维生素的饮食，如蛋类、各种瘦肉、豆制品及新鲜果蔬，尽量不要减少每天的进食总量，以保证机体处于正常的营养状态，从而顺利完成治疗。

141. 放疗照射区域皮肤会有哪些变化？

放疗期间，照射区域皮肤因射线影响会出现一定的放疗反应，其反应程度与照射剂量、照射面积、照射部位及个体差异等因素有关。一般在放疗开始2～3周出现，接受治疗范围的皮肤会变红，情况和晒太阳后反应一样，表现为皮肤变干燥、发痒、出现轻微红斑，毛发脱落。随着放疗的继续，症状会逐渐加重，如局部皮肤有色素沉着、干性脱皮，红斑区皮肤疼痛，部分患者可发展为皮肤皱褶处出现湿性脱皮。

142. 放疗期间如何保护照射区域皮肤?

放疗期间可通过以下几方面保护好照射区域皮肤：①要保持照射区域皮肤清洁、干燥，减少物理及化学性的刺激。可用温和的清水清洗，不要用碱性肥皂，更不能按摩和用力揉搓；避免使用酒精、碘酒、胶布及化妆品；避免冷、热刺激。②充分暴露照射部位的皮肤，不要覆盖或包扎，如出现瘙痒，不要抓挠，避免人为因素加重反应程度，医生也会根据具体情况指导用药。③当皮肤出现脱皮或结痂时，不要撕剥；剃毛发时使用电动剃须刀，并应避免造成局部损伤。

143. 患者在放疗期间外出应注意什么?

因照射区域皮肤非常敏感，应尽量避免强烈的阳光暴晒，在外出时应注意防晒，可戴帽子或打遮阳伞；天气寒冷外出时应注意保暖。放疗后照射区域的皮肤会比以前脆弱得多，需要长期特别呵护。

144. 可以在放疗照射区域的皮肤上贴膏药吗?

照射区域的皮肤禁忌贴膏药，因为在揭去膏药时会造成局部皮肤的破损，严重者甚至可能导致不得不中断放疗。

145. 照射区域可以热敷吗?

患者放疗期间，其照射区域是不能热敷的，因为皮肤的辐射损伤表现与灼伤有相似之处，热敷将会加重皮肤的损伤。

146. 颈部放疗的患者能戴围巾吗?

放疗照射区域的皮肤最好的护理是暴露。所以颈部放疗的患者应尽量不围围巾，如果冬天去户外，可以临时使用，并且要选择非常柔软的、丝滑的围巾，回到室内后应及时摘下。

147. 可以用手按摩放疗照射区域的皮肤吗?

在放疗期间，颈部或照射区域是不能进行按摩的，因为按摩会加重局部的皮肤反应。治疗结束后按摩也需等照射区域的皮肤完全恢复后，并在医生的指导下进行；有肿瘤残存的区域是禁止按摩的。

148. 放疗期间患者能洗澡吗?

放疗期间患者可以洗澡。洗澡时应使用比较温和的沐浴液，并注意保护好医生在患者皮肤上画的标记，标记线会随着时间的推移变淡，尤其在夏天，更容易变得不清楚，在洗澡前，应先看看标记线是否清楚，如果不清楚了，先找医生重新画一下再洗澡。洗澡时动作要轻柔，不要抠和揉搓放疗区域的皮肤，且水温不宜过高。

149. 放疗期间患者可以做运动吗?

放疗期间患者可以参加体育锻炼。每个人的喜好和身体状况各异，应根据自己的身体条件和爱好进行适当的活动，活动量原则上是以运动后不感到疲劳为宜。不建议在治疗期间进行剧烈的运动，因为剧烈运动不利于治疗的顺利完成和身体健康。

150. 接受放疗的患者能和亲人接触吗？

肿瘤不是传染病，不会传染给周边的人；体外照射的放射线以及后装放疗的放射线都不会在患者体内存留，因此接受放疗的患者不会造成辐射污染，在放疗期间可以和亲人接触，而且，和亲人在一起，会让患者感受到亲情和温暖，可增强患者战胜疾病的信心。

151. 头颈部放疗有什么后遗症吗？

放疗能够杀死肿瘤细胞，从而能够治愈某些癌症，但放射线必须穿过正常组织才能到达肿瘤细胞，所以很显然，放疗的放射线肯定会同时损伤正常组织，产生一定的后遗症或不良反应。这一点不奇怪，也不可怕。

那会有什么样的后遗症呢？它的发生与哪些因素有关，可以预防和避免吗？或者可以减轻它的程度吗？

头颈部放疗常见的后遗症主要有口干、张口困难、颈部变硬、面部肿胀、放射性龋齿等，这些状况比较常见，它们的发生与放射治疗照射剂量密切相关。在现代放疗条件下，这些后遗症的发生概率都有明显下降。其中张口困难，颈部变硬能够通过锻炼使它不发生或者程度变得非常轻。

当然，有些肿瘤晚期患者，肿瘤组织与重要器官关系密切，要想达到控制肿瘤的放射剂量，就会使有些重要器官受到一定的损伤，如影响视力，损伤脑组织使记忆力下降，也可能损伤脑干和脊髓而导致比较严重的后遗症。当存在这些情况时，医生会与患者交流，告诉可能发生的后遗症，同时医生在控制肿瘤和减轻后遗症两个方面都会做充分的考虑，为患者选择合适的治疗方案，以达到最好的治疗效果。

152. 肿瘤患者在放疗结束后的日常生活中需要注意什么？

肿瘤患者在接受治疗后的日常生活中应注意以下几点：①保持良好的心态和积极的生活态度，相信自己能够康复和彻底战胜肿瘤；②保持良好的生活习惯，正常作息，不过度疲劳；③坚持适当锻炼，活动强度以不感到累为原则；④加强功能锻炼，放疗结束后应该练习张嘴、转头；⑤定期到医院进行复查。

153. 放疗结束后什么时候复查？复查时需要查哪些项目？

肿瘤患者接受放疗后对复查时间有些具体的要求；一般放疗后1个月复查，观察肿瘤消退情况和正常组织恢复情况；以后2年内每3个月复查1次；2年以后每半年复查1次；5年以后每1年复查1次；有复发症状或异常情况出现时，应及时到医院进行复查。复查的项目与治疗时的检查项目基本一致，有特殊提示时，也会进行一些特殊的检查。

（七）其他治疗

154. 什么是消融治疗？

消融治疗是指通过物理或化学的方法直接灭活或融解肿瘤组织的治疗方法。可分为物理消融和化学消融。物理消融是通过一些技术手段在肿瘤组织内进行加热、冷冻，从而使肿瘤组织凝固、冻融坏死。已经用于临床的物理消融方法有冷冻消融、射频消融、高能聚焦超声消融、微波消融、激光消融等。化学消融则是将各种化学制剂或药物，如无水酒精、热蒸馏水及化疗药物等注射于肿瘤内部，通过物理或化学效应使肿瘤细胞及血管内皮细胞等发生脱水、蛋白凝固等变化，从而导致肿瘤细胞变性、坏死。由于现有物理消融方法多是通过经皮穿刺的途径进行治疗，属于微创治疗范畴。

155. 甲状腺癌患者可以做消融治疗吗？

甲状腺癌的治疗首选手术治疗。消融治疗不彻底会致肿瘤残留、中央区淋巴结无法消融致转移病灶残留，目前尚不明确其远期疗效及复发率，因此，甲状腺癌应首选手术治疗。消融治疗主要用于一些良性的甲状腺结节或者甲状腺良性疾病的治疗。

156. 根治性甲状腺癌术后应用靶向药物治疗是否能预防复发和转移?

靶向药物是近年才出现的、对治疗晚期恶性肿瘤有效的一类新药。目前，针对手术后具有高复发风险的甲状腺癌患者，正在进行服用靶向药物治疗能否预防复发或转移的临床试验研究。一些相关的大型国际多中心研究目前仍在进行之中，尚未得出明确结果，也就是说，甲状腺癌患者手术后服用靶向药物是否能够预防复发或转移尚无定论。

二、营养与饮食篇

157. 确诊甲状腺癌后应如何补充营养?

甲状腺癌患者良好的营养状况是极其重要的，需膳食平衡、食物多样、营养全面。

术前应确保热量和蛋白质的合理摄入，每餐含有一定量的优质蛋白质，如鸡、鸭、鱼、肉、牛奶、鸡蛋、大豆及其制品等；提供能量的五谷杂粮；在此基础上还应多食用新鲜蔬菜和水果，摄入丰富的维生素和矿物质。一日三餐应合理搭配，为了保证患者更好的消化吸收，食物一定要做得细软，建议多采用蒸、煮、炖、焖等烹调方法。

术后为了更好地康复，增强患者机体免疫力，加快伤口愈合，争取良好预后，应继续注意饮食调养，在合理膳食的基础上，适量增加高蛋白、高维生素的食物。

进入康复阶段，应在生活中建立良好的饮食习惯，做到以下几点：

（1）建立良好的饮食习惯，以均衡饮食、合理营养为基础，每天的膳食由谷物、豆、肉、蛋、奶、蔬菜、水果、油脂组成。通过这样的合理膳食及饮食结构，才可以获得维持健康所需的营养。

每天至少吃5份蛋白质食物（包括1个鸡蛋、牛奶240ml、100g肉、100g豆腐）；多选用粗加工的谷类，并增加山药、芋头及薯类食物；至少5～8份不同种类的非淀粉类蔬菜和水果（约有1斤蔬菜、半斤水果），其中有一半是各种深色蔬菜及绿叶蔬菜。以下食物经常调剂选择，会给机体带来健康的保证，如菌菇类、芦笋、洋葱、蒜薹、番茄、胡萝卜、牛蒡、卷心菜、西蓝花、甘蓝等，多脂鱼（如鲑鱼、青鱼、鳕鱼、鳗鱼、金枪鱼、比目鱼等）、大豆及其制品、水果（柑、橙、柚、紫色提子和葡萄、苹果、猕猴桃）等。

（2）坚持适当的体力活动和锻炼，保持健康的体重。

（3）不吸烟，不饮酒，食物宜清淡。

（4）用部分白肉替代红肉的摄入。

（5）限制油炸、烧烤、腌制食品，选择橄榄油、亚麻籽油等作为日常烹调油的一部分。

总之，在漫长的抗癌道路上，营养要贯穿整个疾病的治疗和康复中，建立科学的饮食观，调动机体的积极因素，维持良好的免疫力，这样有助于降低复发的概率，提高抗病能力和生活质量。

158. 术后如何饮食有利于甲状腺癌患者康复？

任何手术，对机体组织都会造成一定程度的损伤，很可能会使患者出现贫血及低蛋白血症。同时，疼痛、创伤及手术中的刺激也会导致营养物质消耗的增加。供给充足合理的营养，不仅增强患者机体免疫功能，还能够使他们更好地耐受麻醉及手术创伤。对于甲状腺癌手术的患者，手术前若无特殊禁忌证，为保证术后机体恢复良好，减少并发症，应尽可能满足身体对各种营养素的需要。因此，术后饮食要注意多样化，应多进食营养价值比较高、清淡而又容易消化、吸收的食物。首先应多进食优质蛋白质，它是维持组织生长，更新和修补组织不可缺少的材料；其次应补充微量元素，如锌、铁等，还有各种维生素及纤维素的补充，如维生素A、维生素C、维生素E等，它们可以提高机体抗感染的能力，还可以促进伤口愈合，使患者得到更好的康复。

术后第二天可以进一些流食、半流食的食物，如米汤、米糊、稀米粥、嫩蛋羹、牛奶、龙须面、面片等易消化食物，但在刚开始进食时，以低脂或无脂饮食为主，循序渐进，少食多餐，然后过渡到普通饮食。

159. 甲状腺癌患者术后要吃无碘盐吗？还能吃海产品吗？

甲状腺癌患者术后应注意让碘营养状态维持在安全的范围内。高碘并不是所有甲状腺癌的诱发因素，在一些情况下，碘会使甲状腺癌的类型发生改变，补碘干预有助于甲状腺癌向低恶性转化。因此，甲状腺癌患者术后不需要特意吃无碘盐，否则反而会造成碘不足，碘过低对患者来说是有害的。

甲状腺患者可以吃海产品，这类食物含有丰富的蛋白质，蛋白质可以促进细胞组织的修复，患者在治疗的各个阶段都非常需要蛋白质，因此甲状腺癌患者无须禁食海产品。

需要注意的是，^{131}I治疗属于例外，甲状腺癌患者在接受该治疗期间，需要限制含碘盐及含碘高的食物。

160. 高碘食物和低碘食物分别有哪些？

高碘食物有海带、海苔、紫菜、螺旋藻、带鱼、墨鱼、花蛤、牡蛎、海米、虾皮等海产品，熟肉制品、鹌鹑蛋、鸭蛋、鹅蛋、鸡精、番茄酱等。

低碘食物有米、面、薯类、蔬菜、菌菇类、水果、豆类及豆制品等。

161. 甲状腺癌患者手术后合并乳糜漏，应如何选择食物？

如果甲状腺癌患者术后合并乳糜漏，需限制脂肪的摄入，并控制引流量。饮食上应以低脂或无脂的食物为主，如面粉、大米、土豆、红薯、各种蔬菜和水果。还可以选择富含蛋白质，且脂肪含量可以忽略不计的食物，如鸡蛋白、脱脂奶、脱脂酸奶、猪血、牛里脊、牛腱、牛蹄筋、兔肉、鸭血、鸭肫、鸡肫、鸭胸肉、虾肉、海蜇、海参、鲍鱼、蛏子、鲜贝、八爪鱼等。在保证低脂饮食的前提下，患者可以选择以上富含蛋白质的食物，以满足机体的需要，帮助身体恢复。

162. 甲状腺癌患者手术后合并乳糜漏，何时可以恢复正常饮食？

对于术后合并乳糜漏的患者，当引流的乳白色液体逐渐减少，管内液体颜色逐渐变清亮，就可从低脂或无脂饮食逐步恢复到正常饮食了。可以先吃一些清淡的食物，逐步过渡到普食。

163. 甲状腺癌患者术后能吃酱油吗？

“甲状腺癌患者术后吃酱油会造成色素沉着”——这其实是一个误区。酱油只是调味品，是用大豆发酵酿造的，并不会造成伤口处色素沉着，只要不是勾兑的酱油都可以放心吃。购买酱油时一定要选择酿造酱油，一般酱油的外包装上都会标注是否为酿造酱油。

164. 甲状腺切除术后已经拔管，可以吃鸡蛋、牛奶等高蛋白食物吗？

可以。甲状腺癌术后拔掉引流管后，在平衡膳食的基础上应适量增加高蛋白食物，如蛋、奶、鸡、鸭、鱼、肉类、豆类等含优质蛋白质的食物。蛋白质的供给对机体尤为重要，它是维持组织生长、更新和修补组织不可缺少的原材料。对于甲状腺癌术后的患者来说，合理膳食非常重要，而采用高热量、高蛋白质、高维生素的饮食，更有利于术后的康复，在此基础上还要保证摄入适量的五谷杂粮、蔬菜、水果等。

165. 甲状腺癌患者术后该如何补钙？

甲状腺癌术后可能会出现甲状旁腺功能减退症，患者会出现手脚麻木、口周有针刺感等症状，重者还会出现手足抽搐。因此，甲状腺癌患者术后应注意补钙。下面是对这类患者的一些建议。

第一，从饮食入手。

（1）高钙饮食是预防缺钙的根本措施，是一种既经济又安全的补钙方式。奶类及奶制品、带鱼、黄鱼、海虾、河虾、草虾、海蟹、螺、沙丁鱼、黄姑鱼、海带、豆腐及豆制品是钙的良好来源。含钙高的食物还有毛豆、榛子、杏仁、青稞、芥蓝、荠菜、苋菜、油菜薹、小白菜、油菜、空心菜、萝卜缨、黄花菜、白薯叶、茴香等，可经常食用。

（2）摄入适量的蛋白质，最好选用含优质蛋白质的食物，如蛋类、瘦肉、鱼、虾、鸡、豆制品等。需要注意的是，过量的蛋白质在体内代谢会产生酸性物质，增加尿钙的排出量，导致体内钙质的丢失，因此补充蛋白质应适量。

（3）多食富含维生素C的食物，新鲜的蔬菜和水果能促进钙的吸收，有利于骨基质的形成。不过需要注意的是，一些蔬菜（如菠菜、空心菜、茭白、冬笋等）含草酸较多，而草酸会与钙结合形成难溶的草酸钙，影响和阻止机体对钙的吸收。因此，建议在食用这类蔬菜之前，先用水焯一下，以去除其中大部分的草酸。

（4）低磷饮食。当血磷升高时，为了维持钙和磷离子乘积的恒定，血钙会降低，同时，肠道吸收的钙也随之减少。故而要少食高磷食物，如汽水、可乐等。

（5）饮食注意低盐、低糖，养成良好的生活方式和习惯，戒烟、戒酒、少喝咖啡，以消除阻碍钙吸收的不利因素。

第二，应保持适量运动。运动减少，骨骼内的血液循环也会减少，骨骼内的钙质容易被吸收和移出，导致骨量的丢失，引发骨质疏松。因此，应经常参加体育锻炼，如散步、游泳、打太极拳等，并持之以恒，以促进机体的新陈代谢，使骨的韧性增加，骨质增长，抗骨折的能力提高。

第三，无论摄入多少钙质，如果没有维生素D，小肠也无法很好地吸收。因此，应多走出家门，到大自然中直接与阳光接触。阳光照射能促进维生素D的合成，从而增加小肠的钙吸收率。在此基础上结合锻炼，强健骨骼，更能达到良好的效果。另外，平时也可补充含有维生素D的食物，如鸡蛋、菌菇类、鱼类等

第四，如果选择钙剂，应多听专科医生的意见。目前市场上钙剂的品类繁多，主要为碳酸钙、乳酸钙、葡萄糖酸钙等，其吸收率为

30%～38%。口服钙剂要比静脉补钙的吸收效果好，碳酸钙的最佳服用时间是饭后半小时，分次服用比一次性服用好，这样可以达到最佳的吸收效果。另外，钙在酸性环境中更容易被吸收，胃酸含量高吸收较好，如果胃酸含量低，可口服柠檬酸钙等有机钙。需要注意的是，补钙后不宜大量饮水，以免增加钙的排出。

166. 甲状腺癌患者术后出现进食呛咳，饮食上应注意些什么？

多数甲状腺癌患者的术后饮食无严格要求，不过，一旦术后出现进食呛咳，就应对饮食进行一定的限制，这类患者应减少液体食物的摄入，改食黏稠成团的厚流食。

清淡细腻的饮食有利于胃肠道功能的恢复，应慎重摄入粗纤维含量多的食物。能正常进食时，应给予烂、嫩、软、少渣且营养搭配合理的食物。

厚流食是将烹调过的食物用捣碎机或破壁机加工成匀浆后食用。应循序渐进，少食多餐，注意食物的口感。蛋白质、脂肪、碳水化合物按比例合理搭配。

食谱举例如下。

（1）米饭50g（米生重50g，按照习惯可以选择其他种类主食）

鸡肉或猪肉加胡萝卜（纯肉50～75g，胡萝卜25～50g）

油菜香菇（油菜150g，香菇适量）

烹调油6～10g

盐2g

（2）用肉菜饺子或馄饨、包子打成匀浆都可以，味道可以保持原味。

以上仅作为参考，可以交换其他食物，食物量的多少根据患者自己的耐受情况，灵活掌握。

167. 甲状腺癌患者接受治疗后，如何选择进行营养调理的时机？

无论是化疗后进行手术还是手术后化疗，距离下次治疗大约都相隔1个月左右，患者在治疗期间会不同程度地出现一些不良反应，尤其是消化道反应，例如食欲减退、恶心、呕吐等，导致体质下降，进一步会增加营养不良的风险。因此，该间隔期的营养支持就显得格外重要。在这宝贵的3～4周内，应通过身体调理和营养支持改善营养状况，从而恢复到一个良好的状态，为治疗做好营养储备，减少并发症的发生风险，使机体恢复得更快、预后更好，提高患者的生活质量。

168. 为减少不良反应，怎样合理安排饮食和化疗时间？

患者在化疗期间要合理安排饮食。化疗当天，饮食应清淡可口。建议在化疗前2小时进食，这样在化疗时食物基本消化完成，属于相对半空腹状态；化疗结束后晚餐可以晚些吃，拉开反应时间；这样可以避免或减轻恶心、呕吐等消化道症状。

另外，口服化疗药建议在饭后半小时或遵医嘱，能减轻患者消化道反应的不适感。

169. 甲状腺癌患者什么情况下应当加餐？

加餐应根据患者的具体情况而定。

患者手术后开始进食，一般遵循少食多餐、循序渐进的原则，以减少胃肠负担。由于每餐摄入量少，需要餐间加餐。

如果患者不能正常饮食，且体重下降，治疗期间身体又需要额外的热量和蛋白质来维持体重，此时需要增加进食餐次，达到一天5～6餐。累加起来不少于原来的进食量，从而及时有效地补充机体所需的营养，保持体重，维持良好的营养状态，顺利完成抗肿瘤治疗。

170. 甲状腺癌化疗患者需注意补充哪些维生素和矿物质？

患者用药后机体消耗会增加，易造成一些维生素、矿物质的缺乏。叶酸缺乏就很常见，应多摄入含叶酸多的食物，如动物肝脏、蛋、绿叶蔬菜、柑、橘、香蕉等。化疗还可导致神经损伤，引发腿脚疼痛、麻木、肌肉无力以及发痒等症状，应注意补充富含维生素E、B族维生素和钙、镁、锌的食物，例如亚麻籽油、橄榄油、五谷杂粮、瘦肉、海产品、坚果、酸奶、香菇等。如果化疗周期较长，不良反应增加，则有必要补充复合维生素、矿物质和维生素D等。另外饮食方面需要注意食物多样化，营养均衡。

171. 甲状腺癌患者放化疗后恶心呕吐怎么办？

（1）食用酸味、咸味较强的食物可减轻恶心、呕吐等症状，还可饮用清淡、温凉的饮料，如陈皮茶、麦芽茶、白萝卜水、鲜藕荸荠汁、鲜榨果汁等。

（2）避免吃太甜或太油腻的食物。

（3）呕吐严重时，应避免在2小时内进食。

（4）起床后及运动前吃较干的食物可抑制恶心，如饼干或吐司面包，活动后勿立即进食。

（5）用餐时注意干、稀分食，先食用固态食物，间隔一段时间再饮用汤汁或饮料。

（6）冷、热分食，避免同时摄食冷、热的食物，否则易刺激肠胃，引发恶心。

（7）少量多餐，避免空腹，空腹会加重恶心的感觉。

（8）接受治疗前2个小时内应避免进食，以防止呕吐。适合恶心、呕吐患者吃的食物：烤馒头、烤面包片、花卷、包子、松糕、姜片粥、西红柿疙瘩汤、蒸山药、土豆泥、海参、清蒸鱼、豆腐丝、萝卜炖排骨、山楂糕、荸荠、柠檬、柑、橘、米醋、酸奶、麦芽等。也可吃一些健脾消食的食物，如山楂、萝卜、酸奶、麦芽、莱菔子等改善症状。

172. 甲状腺癌患者吞咽困难选择什么食物较好？

术后患者出现吞咽困难，这时宜采用全流食或半流食，尽量选择软烂、细碎的食物或改善食物的质地（匀浆膳）。肉泥、蒸蛋、肉粥或与肉汁、肉汤等同时进食可帮助患者吞咽，也可以增加如果冻、布丁等小点心，糊状食物或肠内营养剂等。如果患者不能摄入足够食物以满足机体对能量和营养的需求，就需要增加肠内营养剂方式作为加餐或正餐的补充。可以少食多餐，每天至少6餐，以满足患者的营养需要，助其完成整个治疗周期，达到最佳的治疗效果。

173. 哪些食物属于流食/半流食?

（1）流食包括：藕粉、米汤、嫩蛋羹、牛奶、豆浆、香蕉牛奶、木瓜牛奶、浓藕粉、果汁、菜汁、各种汤类、特殊医用配方食品制剂等。要求用低脂或无脂流食则鸡蛋不用鸡蛋黄，牛奶用低脂或无脂等。

（2）半流食包括：各种粥类、面条、馄饨、面包、蒸蛋羹、蛋花汤、卧鸡蛋、蛋糕，各种奶类、豆浆、豆腐脑、鸡蛋烩豆腐，鲜果汁、果泥、果冻、瓜类、香蕉、柑橘类，菜泥、少纤维的制软制烂的蔬菜，嫩肉丝、鱼丸、虾丸等。

流食、半流食饮食适合咀嚼困难、发热、手术前后等患者。

174. 甲状腺癌患者放化疗期间感到疲劳该如何调理饮食？

很多原因可导致患者疲劳，包括肿瘤治疗、食物摄取不足、睡眠不足、情绪因素、白细胞计数低下以及服用某些药物等。如果属于医源性疲劳，医生可以对症治疗，改善患者的自我感觉。另外，治疗期间还可以采取营养补充的措施来解决疲劳问题。

患者可多食用对精神状态有良好影响的食物，如富含优质蛋白的肉、蛋、奶、鱼等。如果富含优质蛋白的食物摄入较少或饮食受限，可补充一些乳清蛋白粉和肠内营养剂。另外，新鲜的蔬菜和水果也要保证一定的摄入量，可做成蔬果汁补充，这样患者的耐受性会更好。此外，还可通过食疗缓解症状，可以用一些补血、补脾、益气的山药、大枣、桂圆、莲子、茯苓、枸杞子、芡实、百合、阿胶、鸽子肉等食物。

175. 含铁高的食物有哪些?

含铁丰富的食物主要包括动物肝脏、动物血、猪、牛、羊瘦肉和豆制品等。对于缺铁性贫血患者，尤其是长期处于隐性失血状态的结直肠肿瘤患者来说，以上含铁丰富的食物是最好的补铁来源。另外，摄入富含维生素C的蔬菜和水果，有助于铁的吸收利用，这类水果包括猕猴桃、柠檬、柑、橘、鲜枣、刺梨、山楂等。

176. 对贫血患者的饮食建议有哪些?

患者应选择富含优质蛋白的食物，如猪肉、牛肉、羊肉、各种肝类等含铁丰富、吸收率高的蛋、肉类；另外，也要多吃蔬菜水果，因为蔬菜、水果富含维生素C，可以帮助铁的吸收。含维生素C较高的水果有猕猴桃、柠檬、柑、橘、鲜枣、刺梨、山楂等；餐后半小时至1小时内进食水果有利于铁的吸收利用；如果出现贫血严重的状况，应遵医嘱补充铁剂。

另外，人体缺乏维生素B_{12}和叶酸时也会导致巨幼细胞贫血，维生素B_{12}主要存在于动物的肝脏、肾脏和肉类中，其次为鱼类、贝类（蛤）、蟹类、蛋和奶类。叶酸主要存在于动物肝脏、肾脏、酵母和绿叶蔬菜中。放化疗期间应多补充这些食物纠正贫血。

177. 优质蛋白和非优质蛋白的区别是什么？如果对动物蛋白不耐受该怎么办？

机体通过摄入动物性蛋白和植物性蛋白来获取蛋白质。其中，蛋类、奶类、肉类、鱼、海产品、大豆等属于优质的动植物蛋白质，含有人体必需的氨基酸，它们的蛋白模式和人体的很接近，利用率较高，能让我们更有效地合成自身蛋白，补充机体所需的蛋白质。

建议吃动物蛋白的原因是，除了大豆及其制品，绝大部分植物蛋白质中，赖氨酸、蛋氨酸、苏氨酸和色氨酸含量相对较低，营养价值也相对较低，属于非优质蛋白。

肿瘤患者需要补充能量及多种营养素，其中，蛋白质的补充尤为重要。一是优质蛋白质是维持机体正常免疫力的物质基础；二是在治疗期间保证优质蛋白质的摄入，有助于预防肌肉丢失，维持良好的营养及功能状态，提高患者的生活质量。

建议通过食物补充优质蛋白质，如果患者很少食用动物性蛋白或者抗拒这类食物，可以选择大豆蛋白。另外，还可以通过增加富含氨基酸的菌菇类、杂豆、坚果等食物来提高蛋白质的摄入。

178. 化疗药物引起肢体麻木，应该怎样靠饮食调理？

有些化疗药物会引发患者出现肢体麻木的症状。此时，除了遵循医嘱用一些为神经提供营养的药物外，还应在饮食上增加具有营养神经系统功效的食物，如动物肝脏、牛肉等肉类、鸡蛋、奶、鱼卵、酵母、米糠、麦麸、全麦、燕麦、黄豆、豇豆、豌豆、核桃、花生、菠菜、小白菜、油菜、茼蒿、红苋菜、茴香、芹菜、西红柿、竹笋、香蕉等。另外，患者应避免进食生冷食物，避免接触寒冷物体并注意保暖，还可通过按摩肢体来缓解症状。

179. 怎样吃可以缓解治疗期间的口干症状?

患者可咀嚼口香糖以刺激唾液分泌，减轻口干的症状，还可饮用淡茶、山楂香蕉饮、柠檬汁或高热量饮料等；进食时应注意小口细嚼，选择常温、柔软、湿润的食物，避免调味太甜、太咸、太浓的食物；避免食用容易黏住上腭的食物，如花生酱或白面包。食物应制成较滑润的状态，如果冻、肉泥冻、菜粥等；可以在食物中加入黄油、肉汤、酸奶、牛奶或水使其口感湿润；也可将较干质地的食物蘸上液体或浸入液体后食用；亦可搭配肉汁、肉汤或饮料一起进食，有助于吞咽；多食用多汁的水果、蔬菜，如梨、荸荠、藕、桃、苹果、瓜类等；可以经常喝山楂水和柠檬水。

饮食中可增加一些滋阴生津的食物，如藕汁、梨汁、橙汁、橄榄、无花果、罗汉果、酸梅汤等；也可以自制一些水果汁，比如清胃火的荸荠汁、清肺火的梨汁、清肠火的香蕉汁、清心火的苹果汁等，可根据患者自身喜好选择；应注意限制过咸和辛辣的食物。

需要注意的是，患者不可滥用漱口药水。注意保持口腔湿润，防止口腔感染的同时，亦可保护牙齿。同时还应避免用口呼吸。

180. 放化疗后白细胞和血小板低该如何调理饮食？

白细胞和血小板减少是放化疗造成的骨髓抑制所引起的副作用之一，白细胞降低的患者在饮食方面除了要注重充足的营养，还要补充高蛋白食物，因为蛋白质是合成白细胞、血小板等物质的基础，也是维持良好免疫力不可或缺的基础。含有优质蛋白的食物包括鸡蛋、牛奶、酸奶、瘦肉、动物肝脏、鱼、海产品、大豆及制品、乳清蛋白粉等。另外，患者还要保证新鲜水果和蔬菜的摄入，这些食物含有丰富的抗氧化物质，具有抗炎、抗自由基、提高机体免疫力的作用，给机体带来很多益处。

患者可以交替调节着吃牛尾菌菇汤、脊骨蔬菜菌菇汤、猪蹄黄豆花生汤、鲫鱼豆腐汤等（一定要将汤里的食材吃掉），以提高血细胞水平。

给大家提供两个食疗方供参考：

（1）鸡血藤30g、黄芪15g、大枣10枚，一起煮水喝。

（2）大枣50g、花生米50g（花生衣1g）、玉米须少许加少量红糖煮水喝，煮好后把玉米须弃掉喝汤吃渣（血小板低的患者）。

181. 化疗后味觉改变怎么办？

味觉改变一般和治疗中出现的不良反应有关，包括味觉丧失，对苦味、金属味等异常敏感等。酸味（如柑、橘、柠檬等）和甜味能够改善苦味及金属味（对金属味敏感的患者应尽量避免使用金属器皿）的异常敏感，烹调时可多选用甜味及酸味的调料。患者应避免食用苦味较强的食物，如芥菜、苦瓜等，改为食用味道较重的食品，如香菇、茴香等。可以通过变换食物的质地、菜色的搭配及烹调方法等来增强嗅觉、视觉上的刺激，弥补味觉的不足。另外，如果觉得肉类有苦味，可采用冷盘或利用调味剂降低苦味；烹调前用少许酒、果汁浸泡肉类或混入其他食物中食用，也可以提高肉类的接受程度；亦可用蛋、奶制品、豆类、豆制品或干果类取代之，以增加蛋白质摄入量。

182. 甲状腺癌患者食欲不佳、厌食怎么办？

患者有食欲不振、厌食等消化道症状，此时应少食多餐，采用高热量、高蛋白饮食。另外，可以经常变换烹调方式与食物形态，注意食物色、香、味的搭配，通过尝试各种温和调味料来增进食欲。

用餐前可以适当活动或食用少许开胃、助消化的食物，比如炒山楂、鸭肫、麦芽、萝卜、山药、刀豆、酸奶等。此外，还可以选择一些酸甜味的食物达到开胃的效果。鼓励患者多进食富含维生素A、维生素C的蔬菜和水果，如胡萝卜、芦笋、苹果、猕猴桃，来增进患者的食欲。如果在化疗中出现恶心、呕吐等症状时可口含话梅、姜片（或榨的姜汁），对于止呕有一定帮助。反应较重时可进食清淡易消化的食物，加以焦米粥、烤面包片、烤馒头片等有醒脾的作用，增进食欲。还可以配上少许咸菜或者腐乳来缓解，该方法因人而异，可以进行尝试。

放松心情，适当运动，如果症状仍然没有明显改善，应告知主管医生，必要时口服增进食欲及胃动力的药物来改善症状，也可适量补充一些维生素及矿物质。如果胃肠道反应较重，进食明显较少已超过3天，应通过肠外营养剂补充，以缓解胃肠道反应的危机现象。

183. 治疗中出现腹泻，应该如何调理饮食?

抗肿瘤治疗、药物作用以及不合理的饮食都有可能加快肠道蠕动，从而引发腹泻。不受控制的腹泻可导致脱水、体重下降、食欲不佳、身体虚弱等后果。因此，饮食上应避免食用会加重腹泻的高纤维食品，如坚果、瓜子、全谷物、豆类、干果、生的水果和蔬菜，也要避免食用高脂肪食品。应选择低纤维的蔬菜，如冬瓜、去皮西红柿、去皮茄子、去皮西葫芦、胡萝卜、土豆、去皮熟大枣等并辅以焦米汤、蛋黄米汤等食物。建议喝一些（自制）果汁和蔬菜汁以保持电解质平衡或饮用电解质饮料。喝水时应遵循小口、多次原则，全天饮水要适量。可以吃些健脾食品，如将茯苓、薏仁米、白扁豆、山药等煮水喝。严重腹泻尤其是由放射性肠炎导致腹泻的患者需要暂时禁食，可以通过肠外营养剂补充营养。恢复饮食后，应以细、软、烂、少渣、易消化的食物为宜。建议适量服用一些改善肠道微环境的益生菌。

184. 出现腹泻为什么需要补充含钾的食品?

腹泻除了丢失水分，还会丢失钾、钠等电解质，因此，如果患者频繁腹泻，为了防止电解质紊乱，维持机体内环境的稳定，除了需要补充富含电解质的水分外，需要补充一些含钾高的食物和果蔬，尽快纠正电解质紊乱。含钾高的食物有香蕉、桂圆、牛油果，甜菜叶、白薯叶、苋菜、菠菜、芥菜等绿叶蔬菜。可将蔬菜、水果煮熟后用捣碎机制成蔬果汁，补充丢失的电解质。

185. 缓解便秘应选用哪些食物?

患者因生活习惯或因药物治疗出现便秘时，应增加富含膳食纤维食物的摄入，如新鲜蔬菜（至少摄入1斤）、水果、杂豆类、燕麦、红薯、芋头、海带、魔芋、苹果、熟香蕉、核桃、无花果、杏仁、生大枣等。增加饮水也可以缓解便秘，可选择蜂蜜水、苦荞茶、花茶水、蔬果汁等，每天至少要喝8～10杯水，总量达到2L以上。另外，还可以多吃生、熟萝卜，蒜苗，果酱，生黄瓜等产气食物，加快肠道蠕动，帮助排便。建议补充益生菌，益生菌能缓解便秘并有效调节肠道微环境。另外，适当的运动，养成良好的排便习惯（排便时避免玩手机），也有助于缓解便秘。

186. 如何减轻口腔溃疡的症状?

出现口腔溃疡后，应注意减少口腔刺激并保持口腔清洁，以减轻疼痛。饮食方面应加强营养，以高蛋白、高维生素的食物为主，有助于加速愈合过程。选择易消化、质软、清淡无刺激性的食物。烹饪方式以清炖、蒸、烩为主，少食多餐，尽力选择匀浆膳或少渣半流质的饮食。多饮水（也可选择苦丁茶、苦荞茶、金银花茶等），也可将蔬菜及水果制成蔬果汁，满足机体的需要。另外，应避免食用过热、过咸、刺激性及酸性（西红柿、泡菜、橘柚等）的食物，以减轻不适感。必要时患者可用吸管吸吮液体食物，避免接触口腔溃疡面。另外，患者可口服维生素B_2，还可以尝试吃酸奶、冰激凌等食物来缓解口腔内的烧灼不适感。

187. 某些化疗药物会引起血尿酸升高，如何调理饮食?

化疗药物会破坏机体内大量的白细胞，致使核蛋白转化率增加，导致血液中的尿酸增加，引起高尿酸血症。化疗过程中应注意观察患者尿量和尿色的变化，鼓励患者多饮水，保证每天有充足的液体摄入。患者每天的尿量应超过2500ml，以促进尿酸的排泄。除遵医嘱接受药物治疗外，还应在减少尿酸盐结晶沉淀的基础上给予患者低嘌呤饮食，以少肉多蛋、宜碱忌酸、宜清淡忌味重为原则，让患者多吃蔬菜、水果。痛风发作期间的蛋白质食物应以牛奶、鸡蛋为主。

患者可以食用海蜇、海藻、海参、大米、小米、面、麦片、藕粉、核桃、杏仁、花生、百合、莲子等嘌呤含量少的食物；忌食动物内脏、海鲜、贝类等富含嘌呤的食物；少喝煲制的荤汤，以减少尿酸的形成。

188. 如何自测营养状况?

患者自我监测时关注以下三点的变化，就能大致判断自己是否存在营养问题：食物摄入量的变化、体重变化、体重指数（BMI）的变化。

体重是最简单且直观的营养变化指标，体重下降说明饮食摄入不足已经持续了一段时间。不要等到体重下降后再关注自己的营养，饮食减少时就应当引起重视。体重下降是存在营养不良风险的信号，因此体重下降一定要引起重视，可以咨询临床医师及营养师进行评估，制定适合自己的营养支持方案，以改善营养状况。

注意，最好选在晨起空腹，且穿着相对固定的情况下称量。如果不在晨起后称重，也要选在相同时间段称重比较。

以下公式供自测：

BMI＝体重（kg）÷身高^2（m^2）

理想的BMI值在18.5～23.9，但在治疗期间，BMI值最好在22～25，有较好的体能耐受治疗，对患者有益。

除运动员体质外，该计算公式对于一般人来说都是适用的。如果BMI是在理想范围内，但体重在近一个月内下降了几千克，就需要引起重视，说明有营养不良的风险，会给治疗及康复带来不良影响。这种情况下需要由专业的临床营养师进行评估，制订个体化的营养治疗方案，进行营养干预，尽快改善营养状况，降低营养不良的发生概率，有良好的预后。

189. 甲状腺癌患者化疗期间为什么要适量多饮水？

化疗会造成消化道的不良反应，也会造成水分摄入不足，导致机体内环境紊乱。多喝水除了能满足机体的基本需求，还可以促进药物代谢产物及毒素排出体外，减少对胃肠道、肾脏等的损伤。

化疗期间每天应喝水不少于2000ml，这样不仅能维持患者的正常生理代谢，减轻化疗的不良反应，还能保证足够的尿量。化疗24小时内，患者的尿量不应少于1500ml；输注铂类化疗药物的患者24小时内的尿量应达到3000ml，促进毒素的排出。

190. 蔬菜、水果有益，每天建议吃多少？

摄入非淀粉类的蔬菜、水果与降低患癌风险有关。

按照《中国居民膳食指南2023》建议：

（1）水果类每天应摄入200～350g。食用多种多样的水果，如蓝莓、蔓越莓、红石榴、香蕉、橙、柚、紫色提子、柿子、火龙果等。

（2）蔬菜类每天应摄入不少于300g，且至少一半是深色蔬菜。深色的或五颜六色的蔬菜营养最为丰富，如鲜芦笋、番茄、苋菜、荠菜、菠菜、油菜、西蓝花、紫甘蓝、红菜头、洋葱、蒜苗等，每天最好选用5种以上的蔬菜。

191. 蔬菜生吃好还是熟吃好？

蔬菜生吃和熟吃各有各的好处。如果想更多地保留蔬菜中的水溶性维生素，最好选择生吃。另外，可以根据不同蔬菜富含的营养物质来决定生吃或熟吃。萝卜缨、青椒、洋葱、紫甘蓝等一些蔬菜中所含的维生素C及生物活性物质，很容易在烹调中受到破坏，生吃可以减少营养物质的流失，让我们最大限度地获得好处。

而胡萝卜、彩椒、西红柿、甜菜头、油菜等颜色呈红绿或橙黄的蔬菜中含有丰富的类胡萝卜素、胡萝卜素、叶黄素、番茄红素等营养物质，这类蔬菜最好熟吃，以保证机体能够充分地吸收上述营养素。

192. 水果和蔬菜能互相替代吗?

不能，蔬菜特别是深色蔬菜所含的维生素、矿物质、膳食纤维等均高于水果，水果的碳水化合物、有机酸和芳香物质则比蔬菜多。我国古代的养生理论提出“五菜为充，五果为助”，可见祖辈们早就知道蔬菜和水果各自的营养价值，它们是不能互相替代的。

193. 饮食受限导致蔬菜、水果摄入不足，应该如何补充?

蔬菜富含维生素、矿物质、膳食纤维及抗氧化物质，可谓是“抗癌尖兵”。每天保证一定量的蔬果摄入，对患者来说是大有益处的。如果肿瘤患者在治疗过程中，因为咀嚼困难、饮食受限等导致蔬菜、水果摄入量不足，可以将蔬果打成果蔬汁后补充摄入。如果确实因进食困难而导致蔬菜、水果摄入不足，可以暂时用复合维生素矿物质片剂以及膳食纤维来补充摄入的不足。

自制蔬果汁的方法如下。

准备食材：胡萝卜50～75g、芹菜50g、其他蔬菜（最好绿叶菜）50g、中等大小苹果1/2（可不加）、油（橄榄油、亚麻籽油、花生油）或坚果10g，任选其一。

制作方法：锅中放水200ml烧开后，先煮胡萝卜至八成熟，之后放入其他蔬菜、油或坚果。再次开锅后关火，待温度降至温热后把蔬菜放到捣碎机里，加入之前煮蔬菜的水制成250～300ml蔬果汁。

194. 肿瘤患者有没有必要每天吃海参?

海参是相对比较珍贵的食品，也是名贵的药材，有滋阴血、润内燥之功效。现代研究表明，海参具有提高记忆力、防止动脉粥样硬化和糖尿病以及抗肿瘤作用。肿瘤患者可根据经济条件和个人体质选择。如食用，一周吃3～4次即可、作为调剂的食物食用。

海参不属于优质蛋白，低蛋白血症的患者不适合用海参补充蛋白，海参可以和肉类搭配一起食用，提高它的生物利用率。

195. 无鳞鱼能不能吃?

可以吃。拿带鱼来说，中医理论认为它有补五脏、祛风杀虫、和中开胃、暖胃、补虚等功效，有补益作用，可以适量食用。

有些患者不敢吃无鳞鱼，担心它属于“发物”，但事实是，无鳞鱼和其他鱼类一样，富含优质蛋白质，营养价值高，并含有ω-3脂肪酸。ω-3脂肪酸属于多不饱和脂肪酸，不仅有利于降低血液中的低密度脂蛋白，还能帮助机体增强抗氧化能力，增强机体免疫力，起到很好的抗炎作用。

196. 酸菜能吃吗?

当年腌好的酸菜可以调剂口味吃，但需注意量和频次。

泡菜经过发酵后含有乳酸菌，对身体是有益的，可以吃。总之食物要多样化，但以新鲜的蔬菜为佳。

197. 能吃辣椒来增进食欲吗?

辣椒作为蔬菜和香辛料，在我国具有悠久的食用历史。研究表明，辣椒具有增进食欲、振奋精神、促进血液循环、强胃健脾等功效，辣椒中含有的辣椒素还具有镇痛作用。不过，治疗当中的患者不宜食用辣椒，只会对病情“火上浇油”。如果想吃一些刺激性的食物来增进食欲，可以选择少量的新鲜辣椒。在烹调中加入一些偏凉或偏寒的食物，如苦瓜或黄瓜等，可以中和辣椒的热性。另外，还可以在烹调中增加酸甜口的调味料来调节口味，增进食欲。

198. 甲状腺癌患者能吃保健品吗?

保健品的种类繁多，有些保健品对肿瘤患者有一定的好处，能起到辅助作用。但是，不能将这种作用无限夸大（保健品不能代替治疗）。肿瘤患者应进行正规、系统的治疗，如手术、放化疗、中药调理等，营养不良则要进行营养治疗。这些治疗是保健品无法替代的。患者在康复期可以选用一些保健品，但是不能盲目购买，要选择适合自己的，同时要仔细阅读说明，了解其主要功效后对症选购。另外，还应注意该保健品是否有保健品标识和注册批号，以此买到正规、安全的保健品。

199. 喝酸奶好还是喝鲜牛奶好?

酸奶和鲜牛奶的营养价值都很高。酸奶是由优质的牛奶经过乳酸菌发酵而制成，经过发酵，牛奶中的乳糖和蛋白质被分解成更小的分子（如半乳糖），使蛋白结成细微的乳块，更容易被人体消化吸收。对于乳糖不耐受的患者来说，酸奶中的乳糖已被降解，不易造成腹泻，所以更推荐这些患者喝酸奶。另外，酸奶中含有的有益菌有助于肠道的消化和吸收作用，帮助维持良好的肠道微环境，增强机体免疫力。

200. 甲状腺癌患者放化疗期间能吃生蒜吗？

大蒜属辛辣食品，不适合正在进行头颈部放疗的患者。大蒜会加重对患处的刺激，有眼疾、口腔溃疡、胃溃疡的患者也不宜食用。

不过，因为大蒜本身具有杀菌和抗肿瘤作用，因此，如果患者不属于以上的体质或疾患，仅作为口味上的调剂，是可以适当食用一些的。对于烹调后的熟大蒜在治疗期间是可以吃的。

201. 康复期甲状腺癌患者如何进行食疗？

患者经过一段时间的治疗后，身体损耗很大。进入康复期后，身体各方面功能逐渐恢复，食欲有所增加，可根据自身体质选择一些食疗药膳来调理身体。

食疗的处方很多，现介绍几种比较简单易行的食疗方：①猪肚莲子，把莲子放进猪肚中煮，有健脾益肾、补气的功效。②黄芪甲鱼汤，有补气、滋阴养血的功效。③红枣山药银耳冰糖饮，有滋阴养血、益肺补气的作用。④山药薏仁柿饼粥，山药双补气阴、扶助正气，薏仁利湿祛邪，柿饼润肺。⑤枸杞子乌鸡汤，滋补肾阳，益气血。⑥枸杞子银耳冰糖羹，滋补肾阳，滋阴润肺，益胃生津等。⑦清炒血豆腐，有补气益血、解毒等功效。以上都可作为康复期的饮食内容，或结合自身的实际情况调理身体，改善状况有利于机体康复。

202. 哪些因素可以提高机体免疫力？

人体的特异性免疫（获得性免疫）大都取决于饮食、睡眠、运动、压力等环境因素，饮食尤其具有决定性作用。因为很多营养素都能协助刺激免疫系统，调节免疫功能。各免疫器官要想成熟，不能没有原料，要想拥有良好的免疫功能，首先要保证各种营养物质的均衡摄入，将免疫系统搭建起来。蛋白质和脂肪是构成免疫细胞、免疫组织所需的重要营养物质。营养不良会导致免疫失调，利用药物改善免疫力并不是最佳方式。要想维持正常的免疫力，合理营养永远是第一选择，即营养摄入充足、食物多样化以及均衡饮食。

均衡合理的饮食应该如何搭配呢？给大家以下几点建议：

（1）谷类食物是能量的主要来源。优质的碳水化物包括五谷杂粮、薯类、山药等。

（2）补充优质蛋白，如蛋、奶、鱼、肉、大豆类等。

（3）多吃蔬菜水果。新鲜的水果和蔬菜富含维生素、矿物质及适量的膳食纤维，每天至少要吃500g左右的蔬菜，200g左右的水果。

（4）选择合适的烹调用油。每天应摄入25ml左右的油脂，适量的油脂可以维持细胞膜的完整性，有利于脂溶性维生素的吸收。亚麻籽油、橄榄油、花生油、茶籽油等可交替搭配食用。

（5）水分摄入要充足。水可以调节机体内外环境、帮助毒素排出等。

这里要强调的是，优质蛋白是维持正常免疫力的重要原料。鸡、鸭、鱼、肉、蛋、奶、大豆制品都是优质蛋白的来源。每天一个鸡蛋、250ml牛奶、100～150g肉、100g豆腐或50g豆制品，就能基本满足一名体重60kg左右患者优质蛋白的需要量。如果食物摄入有限或不足，可以用蛋白粉补充。

除了饮食，患者还应注意放松心情和自我调适。良好的心态是战胜疾病的保证，拥有积极的心态对于预防和治疗疾病来说都大有裨益。反之，恐慌、焦虑等不良情绪会削弱我们的免疫力。有了好的心态，摄入的营养也能发挥它应有的功效，二者相辅相成。

另外，适当运动可以促进机体气息的通畅，有规律的锻炼能够强身健体、改善免疫系统。再有就是睡眠，良好的睡眠对于消除疲劳、恢复体力、维持正常免疫力来说都至关重要。

203. 睡眠不好应该如何调理？

失眠是由各种原因引起的，饮食调理可能会助力睡眠，但也因人而异。尝试以下食物，如香蕉、温牛奶、全麦面包、燕麦片、蜂蜜、小米粥、亚麻籽、杏仁、土豆、菊花茶等。例如可以在睡前饮用一杯温热牛奶外加一小块面包或半根香蕉。另外，建议患者多接触大自然，适当进行身体活动，保证每天能晒太阳（晒后背）。如果长期失眠者且通过饮食调理效果欠佳，应及时咨询医生，必要时借助药物改善症状。

204. 甲状腺癌患者出院后饮食上应注意什么？

出院后，应根据患者恢复的情况合理安排饮食，选择新鲜安全的食物，遵循平衡膳食原则。控制红肉的摄入，每天食用50～80g，每周不超过500g；增加含优质蛋白质食物的摄入，如鸡、鸭、鱼、大豆及其制品等；控制精白米面的摄入，可用五谷杂粮作为主食；尽量选择应季、新鲜的水果和蔬菜；少吃腌制、油炸及熏制的食品；选择奶制品时，鲜奶和酸奶可以交替食用；油脂要多种类搭配食用，橄榄油、亚麻籽油、花生油按照1∶1∶1的比例用于烹饪中（减少花生油、稻米油、菜籽油、玉米油等的食用比例）；关注并保持相对稳定的体重，如果体重超重，应循序渐进地减少热量摄入，可以选择自己喜欢的活动来增加活动量。

205. 抗炎食物的作用是什么？

炎症是癌症的催化剂，抗炎食物可以增强机体免疫力，抑制炎症反应，起到更好的抗炎作用。一些抗炎食物富含单不饱和脂肪酸、亚麻酸、DHA、EPA，不仅有利于降低血液中的低密度脂蛋白水平，还能增强机体的抗氧化应激能力，减少炎症的发生。

部分抗炎食物有：牛油果、深海鱼、三文鱼、姜黄、黑巧克力、生坚果、蔬菜、低糖水果、绿茶、椰子油、香辛料（薄荷、孜然、肉桂、茴香）、有机特级初榨橄榄油、有机草饲黄油等。

206. 汤的营养价值高吗？

一般人的观念都会觉得汤比肉更有营养，据测试，汤里所含的营养只占原料的5%～10%，只有少量的非蛋白氮、嘌呤、游离氨基酸，少量的钾、钠、钙、镁等离子，营养程度低。而主要的维生素、无机盐以及大部分的营养（尤其是蛋白质）仍留在了原料（肉）里。肿瘤患者所需要的是肉中的蛋白质，并且大部分患者的食量都有减少的情况，所以营养医生建议，要想多补充营养，应鼓励患者先吃肉再喝汤或连汤带肉一起吃。如果消化能力很差，或因病情限制不能吃渣（肉），那就只好喝汤了。

207. 冬虫夏草、灵芝孢子粉能吃吗？

冬虫夏草和灵芝孢子粉属于中医药保健品，在我国有着悠久的使用历史，广泛应用于多种疾病的治疗。冬虫夏草具有补肾益肺的功效，可以提高机体免疫力、改善睡眠、缓解疲劳、促进新陈代谢等。此外，冬虫夏草还具有抗炎、抗氧化的作用。灵芝孢子粉具有补益肺虚、益气安神、补心养血的功效，含有多种抗氧化物质，可以帮助患者提高免疫力。

需要注意的是，虽然目前认为采用祛邪扶正、扶正固本的中医药与放化疗相配合，能起到一定程度的增效作用，减轻不良反应，但从根本上说，不同的中药有着不同的副作用，如果患者肝肾功能负担过重，反倒会引起不良反应，如头晕、恶心、腹泻等。因此，患者应在正规医院医生的指导下酌情补充这类中药。

208. 加强营养会促进肿瘤生长吗?

有人认为“肿瘤患者增加营养会让肿瘤细胞生长加快，增加复发、转移的概率”，应该少吃来“饿死肿瘤”。事实是，没有科学证据表明营养支持会促进肿瘤生长。

对肿瘤患者的营养支持是康复的基础，也是实施各种治疗手段的保证。和正常人不同，肿瘤患者除了每天正常消耗的营养，肿瘤生长，手术、放化疗等治疗措施也会造成患者体内营养的大量消耗。因此，肿瘤患者所需的营养要比正常人多，必须加强对肿瘤患者的营养支持。加强营养在改善患者机体营养状况的同时，不仅不会促进肿瘤组织的生长，还能抑制恶性肿瘤，增强机体的免疫功能，使患者有效配合和承受各种治疗措施，从而保证治疗效果，提高肿瘤患者的生活质量并延长其生存期。

209. 牛奶会促进肿瘤生长吗?

不会。没有科学证据显示牛奶会促进肿瘤的生长，相反，牛奶营养丰富，含有多种增强人体抗病能力的免疫球蛋白，具有防癌作用。此外，牛奶中所含的维生素A、维生素B_2、钙等对某些肿瘤有一定的预防作用。牛奶是人体最佳的钙质来源，应保证每天摄入250ml的牛奶或酸奶。

210. 什么是营养支持治疗?

营养支持治疗是指通过营养教育、饮食指导、肠内及肠外营养剂支持等途径，预防和治疗营养不良，调节免疫代谢，最终达到改善营养状况、降低营养不良的发生风险、增强抗癌治疗效果、减少抗癌治疗不良反应、提高患者生活质量等目的的治疗方式。

211. 什么是平衡膳食?

我们把能提供人体每天所需的主要营养元素和微量营养元素、比例适当、能够维持正常生理功能、促进生长发育和健康的膳食称为平衡膳食。

平衡膳食指将谷物、豆类、肉、蛋、奶、蔬菜、水果、油脂等食物合理搭配，达到营养全面的膳食。通过平衡膳食，人体可以获得维持健康所需的各种营养成分。我国早在西汉时期就对合理膳食有过精辟的论述，提出“五谷为养，五畜为益，五菜为充，五果为助”，这一论述符合现代平衡膳食的基本原则。中国营养学会于2023年制定并公布的《中国居民膳食指南》，以宝塔的形式展示了每天应摄入的食物种类和分量，即中国居民平衡膳食宝塔。该指南是一本指导中国人科学、合理饮食的“教科书”。建议康复期的患者在日常生活中按照膳食宝塔（图2）的指导，合理搭配饮食，做到营养均衡，为机体带来健康的保障。

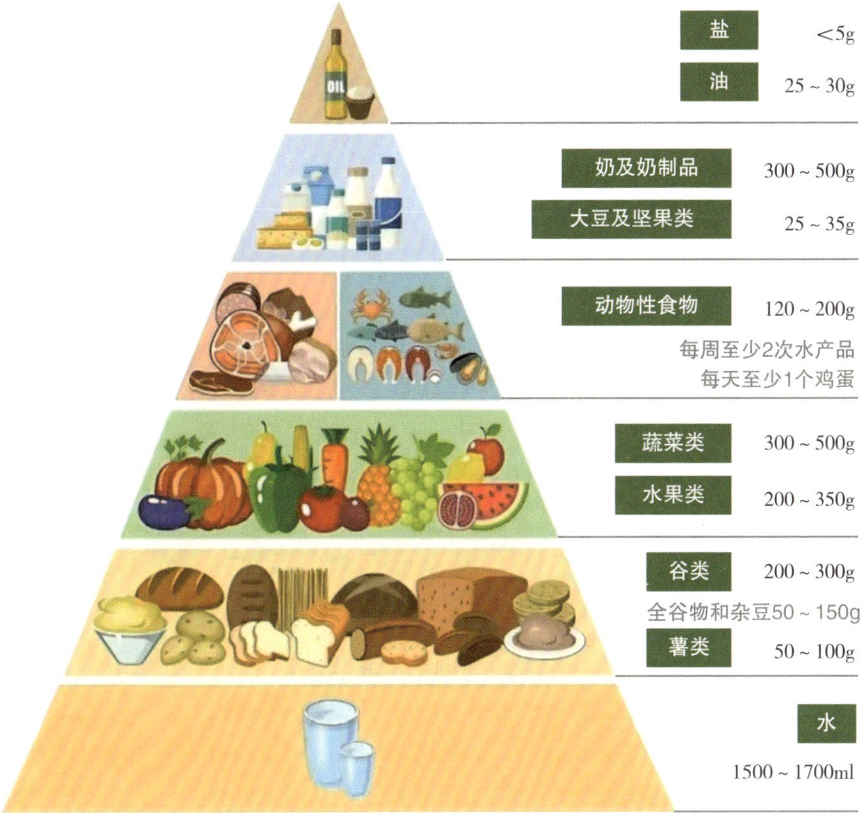

图2 中国居民平衡膳食宝塔（2023）

附：甲状腺癌患者推荐食谱

以下食谱仅供参考，根据自身习惯可微调。以下所指的食材重量是生重。

一、术前食谱

早餐：

- 豆包1两
- 鸡蛋1个
- 豆浆250ml
- 拌芹菜腐竹（芹菜75g，腐竹15g，两种食材焯一下，调味即可）

午餐：

- 糙米饭50 ~ 100g
- 红烧鸭块魔芋（鸭块150g，魔芋15g）
- 素炒圆白菜西红柿（圆白菜200g，西红柿50g）

下午加餐：

- 梨1个（中等大小）

晚餐：

- 蒲公英粥1碗（大米50g，蒲公英少许）
- 两面发糕50g
- 清蒸鱼（鱼150g）
- 蒜蓉油麦菜胡萝卜（油麦菜250g，胡萝卜少许）

全天烹调油25g

二、术后食谱

— 低脂半流食 —

早餐：

- 果酱包1个
- 豆腐脑1碗（250ml）

加餐：

- 应季水果1个（中等大小）

午餐：

- 碎菜龙须面甩鸡蛋1碗（250ml，鸡蛋白1个，龙须面50g，碎菜50g）
- 鸡丝菠菜（鸡肉50g，菠菜150g）

下午加餐：

- 藕粉10 ~ 15g

晚餐：

- 南瓜粥1碗（南瓜50g，大米50g）
- 炒红白豆腐西葫芦丁（血豆腐50g，北豆腐50，西葫芦100g）

晚加餐：

- 脱脂牛奶250ml

全天烹调油10g

—　低脂普食　—

早餐：

- 玉米面发糕25g（玉米面15g，面粉10g）
- 荞麦燕麦粥1碗（中等大小，荞麦15g，燕麦20g）
- 煮鸡蛋白2个
- 拌芹菜木耳（芹菜75g，木耳2g，两种食材焯一下，调味即可）

午餐：

- 红豆饭75g（红豆15g，大米60g）
- 白灼虾生菜底（虾肉70g，生菜50g，虾用水焯熟，生菜垫底浇汁）
- 枸杞丝瓜（丝瓜200g，枸杞少许）

下午加餐：

- 应季水果1个

晚餐：

- 紫米面馒头50g（紫米面15g，面粉35g）
- 烩鸡胸片香干莴笋（鸡肉50g，香干15g，莴笋150g）
- 萝卜海带汤（萝卜50g，海带20g）

全天烹调油10g

三、甲状腺癌伴糖尿病患者的营养食谱

早餐：

- 金银卷25g ~ 50g或山药100g（玉米面15g，面粉35g）

- 牛奶250ml
- 鸡蛋1个
- 拌芹菜腐竹（芹菜75g，腐竹15g，两种食材焯一下，调味即可）

午餐：

- 荞麦米饭50～100g（荞麦30g，大米70g）
- 虾仁豆腐（虾仁75g，豆腐100g）
- 蒜蓉油麦菜（油麦菜200g）

下午加餐：

- 苹果1个（中等大小）

晚餐：

- 紫米发糕50g（紫米面15g，面粉35g）
- 三彩鸡片（鸡肉75g，彩椒75g）
- 素炒茄丁西红柿（西红柿50g，茄子150g）

温馨提示：每天要吃够500g蔬菜，200g水果（如果血糖波动较大，可用西红柿或黄瓜替代水果）。

四、甲状腺癌^{131}I治疗的营养食谱

早餐：

- 小米茯苓大枣红豆粥1碗（小米50g，茯苓5g捣碎，大枣3枚，红豆25g）
- 素包子1个（面50g，菜80g）

上午加餐：

- 水果1个

午餐：

- 软米饭50 ～ 100g
- 蘑菇豆腐油菜心汤（鲜蘑菇50g，豆腐120g、菜心50g）
- 清炒绿豆芽（绿豆芽200g）

下午加餐：

- 雪梨银耳羹250ml

晚餐：

- 小花卷1个
- 小疙瘩汤甩鸡蛋1碗（中等大小，鸡蛋30g，面粉25g）
- 炒扁豆（扁豆100g）
- 上汤盖菜（盖菜200g）

温馨提供食疗方

（1）甲状腺癌患者除积极的治疗外，还应该注意饮食的营养和调配，以应对或改善贫血、白细胞低、精神疲倦、头晕、视物模糊、心悸、气短、毛发不泽或易脱落、羸瘦萎黄等症状。

食疗方：当归3g、黄芪5g、熟地3g、砂仁2g、枸杞子3g、紫米15g、大米15g、小米20g、花生米15g、红小豆10g、小枣25g。

食疗功用：补气养血、开胃和中，提高机体免疫功能、强身抗癌等功效。

做法：把中药备齐煎至100ml去渣待用，把粥煮至八成熟后，汤药倒进粥里直至煮熟。每天坚持喝1 ～ 2碗，这样效果较好，也可随自己的喜好调整口味或甜或咸。

（2）针对放射治疗患者咽干、咽痛、口腔糜烂、吞咽困难、大便燥结等症状，应用食疗清咽润燥粥后，自主症状明显减轻。

食疗方：生地3g、元参3g、麦冬3g、陈皮2g、银耳3g、山药10g、大米25g、小米25g。

做法：生地、元参、陈皮煎成100ml汤药，过筛弃渣备用，银耳、山药切碎，用无油干净的锅把水（大约800ml）烧开放入小米、大米、银耳、山药和煎制的汤药一起煮，煮熟后（大约剩300ml）就可食用。如果用高压锅或电饭煲煮，效果更好，口感更细滑，便于吞咽。该食疗方具有清热解表、利咽、滋阴润燥、健脾和胃、润便等功效。

三、用药篇

（一）总　　则

212. 如何识别假药？

最简单而又确切的区别假药的方法就是看包装上的批准文号。药品在包装上一定能够看到国家药品监督管理局的批准文号："国药准字H（或Z、S、J、B、F）＋8位数字"，它的意思是国家药品监督管理局批准生产、上市销售的药品。H字母代表化学药品、Z字母代表中成药、S字母代表生物制品、J字母代表进口药品国内分包装、B字母代表具有辅助治疗作用的药品、F字母代表药用辅料。有"国药准字"批准文号就是真药，没有"国药准字"批准文号就是假药；如果包装上没有"国药准字"肯定不是药品，如果有"国药准字"就登录国家药品监督管理局查询。

213. 如何避免买到假药、劣药？

一要选择正规的医院或药店，到证照齐全的正规医院或药店购药，在一些流动摊贩处容易买到假药。二要查看包装，看包装、标签及说明书的材质和印刷质量。确定包装上有无批准文号，无批准文号或标注有问题的药千万不要购买。三要仔细观察药品的品质。固体制剂要看其有无变色、斑点，液体制剂（如糖浆剂）要看其有无霉变、絮状物、浑浊、沉淀等，软膏剂要看其有无水化、变稀、变色、异味等情况。

214. 为什么“小广告”上的药物不可信?

“药物”本身就是把双刃剑，用对了能达到治疗疾病的目的，用错就有可能对人体产生严重的后果。因为绝大多数“小广告”上的药物都没有经过安全检测，药物自身的作用机制、成分、药品性状等都无法得到保证。该类药物属于违法药物，如若使用有可能会发生严重的副反应，危害自身的安全。

215. 什么是处方药和非处方药?

所谓处方药是指需经过医生处方才能从药房或药店得到、并要在医生监督或指导下使用的药物。处方药一般包括刚上市的新药、可产生依赖性的某些药物、药物本身毒性较大的药物等。使用药物需医生处方，并在医生指导下使用。非处方药是指那些不需要持有医生处方就可直接从药房或药店购买的药物。这些药物大都属于以下情况：感冒、发热、咳嗽；消化系统疾病，头痛，关节疾病，鼻炎等过敏症，营养补剂，如维生素、某些中药补剂等。

216. 如何阅读药品说明书?

药品说明书是由国家药品监督管理局审核批准的，是用于指导医、药、护专业人员和患者用药的科学依据，也是保障公众用药安全的重要依据，具有法律效力。药品说明书包括：警示语、药品名称、成分、性状、适应证或功能主治、规格、用法用量、不良反应、禁忌证、注意事项、孕妇及哺乳期妇女用药、儿童用药、老年用药、药物相互作用、药理毒理、药物代谢动力学、贮藏方法、包装、有效期、批准文号、生产企业等。用药之前要正确阅读药品说明书的内容。

（1）了解药品的名称，正规的药品说明书都有药品的通用名、商品名、英文名和化学名。认准通用名，以避免重复用药。

（2）关注药品成分，有些药品为单一成分，有些为复合成分。若因为疾病因素需同时服用两种或两种以上的药物时，需仔细阅读药品成分是否有重复，若有重复成分需咨询药师或医生。还应注意药品中成分是否有致敏物质，避免患者过敏。

（3）若自行去药店购买药物，需注意患者症状跟说明书上适应证是否一致，对症服用药物才能让病情得到有效治疗。

（4）了解药品的用法用量，比如是口服、外用还是注射，口服是饭前、饭后还是睡前服用，一天要吃几次，吃多少剂量等都要仔细看清楚。避免过量或减量服药，过量服药可能加重毒副作用，减少药量可能达不到有效药物浓度，治疗效果下降。

（5）注意药品的贮藏条件，根据药物的性质不一样，贮藏的要求也有很大差异，要严格按照药品说明书的贮藏要求进行储存，以保证药品的药效。

（6）仔细阅读药品禁忌证，特别注意禁用、忌用和慎用。“禁用”是绝对禁止使用；“忌用”是不适宜使用或应该避免使用；“慎用”是可以使用，但必须慎重考虑，权衡利弊，要在医生指导下使用。

（7）在阅读说明书的时候，对不良反应、药物相互作用、注意事项、特殊人群用药等内容也要多看一下。如有不明白的地方，向药师或医师咨询。

217. 为什么一定要看药品的禁忌内容?

药品的禁忌内容是指在某些情况下绝对禁止服用该类药品的一个说明。最常见的禁忌是“对本品过敏者禁用”之类的字样。所以，医生在开具药物处方时，通常会询问患者的过敏史以及既往用药史等，这时患者应该如实告知医生。但是，有些药物的禁忌证较多，医生不可能面面俱到，因此患者在看了药物说明书中的药品禁忌后，结合自身情况做出判断，也是对自己的一种保护。

218. 药品应如何正确储存？

正确储存药品是保证药品质量的基础。影响药品质量的因素主要包括空气、温度、湿度、光线、时间等。药品的储存温度包括：常温（10～30℃）、阴凉处（≤20℃）、冷处（2～10℃）、凉暗处（避光并不超过20℃）。避光是指药品避开阳光直射，遮光是指药品存放在不透光容器中。密闭是防止尘土和异物进入，密封是防止风化、吸潮、挥发或异物进入。药品储存不当可能直接影响药品质量，导致药品的有效性下降或导致毒副作用产生，因此要严格按照说明书上的要求储存药品。同时保存药品时应将瓶盖拧紧，放在儿童触碰不到的地方，防止造成儿童意外中毒。

219. 为什么一定要按医嘱服用药物?

因为药物的作用机制不相同，不良反应各有区别，药物之间又有相互作用。药物在小肠吸收后，通过血流到达全身，血药浓度达到一定程度才开始起效。药物要起作用必须保持血药浓度高于一定水平，所以要在血药浓度降低到最小有效浓度之前再次服药。按医嘱规定服药，会使血药浓度长期保持在适当的范围内，才能最大限度发挥药物效果。如果因为忘记某次服药，而在下次服药时把两次的量加一起服用，则会导致血药浓度过高，而出现副作用，所以一定要按医嘱服用药物。

220. 出现哪些问题需要停药？

当服药过程中，出现严重的过敏反应、严重的副作用、肾损害、肝损害及其他脏器损害时，需要停止服药，此时需要及时向医生咨询并调整治疗方案。

221. 用药期间为什么不能饮酒？

酒精会干扰药物代谢，影响药效。大多数药物进入人体后，需经肝脏代谢，而酒精的存在会干扰这一过程，从而使药物作用减弱。酒精还会使其代谢产物无法正常排泄，而转向与肝、肾细胞结合，从而造成肝、肾组织的损伤，严重时，可导致肝坏死。另外，酒精还会增加药物对胃肠道的刺激作用，严重者可引起消化道出血。此外，许多药物可抑制肝脏中的解酒物质发挥作用，使酒精的代谢中间产物乙醛在人体内蓄积，引起毒性反应。例如头孢菌素类、硝咪唑类等药物和酒精可能会产生双硫仑样反应，出现恶心、胸闷、心慌、呼吸困难，甚至休克、死亡。

222. 用餐对口服药物有哪些影响?

根据药物治疗目的与作用原理，降低药物不良反应发生率和提高药物生物利用率等因素，口服药物与用餐有着密切的关系，一般分为餐前服用、餐后服用、与餐同服和空腹服药。

餐前服用药物：为了减少食物对药物吸收的影响，以免影响药物的疗效，有些药物应该在餐前服用。如胃黏膜保护药应该在餐前服用，这样有利于药物附着在胃黏膜的表面，形成一层保护屏障，达到保护胃黏膜的作用。促进胃动力药物，如多潘立酮（吗丁啉）也应该在餐前半小时服用，这样可使药效最强。此外，某些降糖药物和抗生素也建议餐前服用，以免影响药效。

餐后服用药物：为了减少药物对胃肠道黏膜的刺激，应该尽量选择在餐后服用。如某些抗生素餐前服用容易对胃肠道造成刺激，可能会引起腹痛、恶心等症状，建议餐后半小时服用，可以避免发生胃肠道反应。非甾体抗炎药，如阿司匹林、布洛芬和双氯芬酸钠等药物餐后服用能在食物的保护下减少药物对胃肠黏膜的刺激。铁剂补充剂，如葡萄糖酸亚铁、琥珀酸亚铁等药物对胃肠道存在一定的刺激性，通常建议在餐后服用，可以减轻对胃肠道的刺激，还可以延长药物在胃肠道停留的时间，有助于促进吸收。同时还有苯妥英钠、螺内酯、氢氯噻嗪、维生素 B_{12} 等药物，也需餐后服用，可增加药物生物利用度。

与餐同服药物：在吃饭时同时服用，以增加药物疗效，减少不良反应。糖苷酶抑制剂，如阿卡波糖，因其主要降低餐后血糖，与餐同服，效果较好。

空腹服药：指餐前1小时或餐后2小时，为了避免食物干扰，使药物迅速进入小肠吸收，发挥作用。例如肠溶片药物在胃液中不崩解，只有到肠道才能被吸收，所以必须空腹服用。

因此，在服用药物前，一定要认真阅读说明书，以确保在正确的时间服用正确的药物。

223. 哪些药物应该早晨服用？

一般来说，抗高血压药物应该选择在早晨服用，这是因为人的血压在9：00～11：00、16：00～18：00最高，为了控制血压高峰，建议清晨服用一天一次的降压药，也可以减少心血管事件发生的危险性。利尿药应该尽量选择在清晨服用，这样可避免夜间排尿次数过多，而影响夜间休息。抗抑郁药建议早晨吃，因为抑郁症有暮轻晨重的特点。糖皮质激素通常建议在早上服用，因为人体早上激素水平最高，此时应用会减少不良反应。雌激素类药物通常建议在早上服用，以减少晚间的副作用，例如失眠和头痛。抗癫痫药物通常建议在早上服用，以确保药物的稳定水平在一整天内持续，以减少癫痫发作的可能性。

224. 哪些药物应该在睡前服用？

服用后可能导致患者嗜睡、困乏的一些常见药物，建议患者睡前吃，如抗过敏药物、某些感冒药物等。此外，哮喘多在凌晨发作，因此，平喘药应该在睡前吃。降血脂的药物也应该在睡前吃，因为肝脏合成胆固醇主要在夜间。镇静催眠药也应于睡前服用，尽快入眠。

225. 用哪种姿势服药最好？

吃药要讲究姿势，是为了更好地发挥药效，避免产生药物不良反应。卧床患者最好采用坐式或将床头抬高45°。普通患者服药时，应至少饮用100 ml温开水，并保持站立姿势1分半钟，使药物更快到达小肠，有利于药物的吸收，获得更好的疗效。但是需要注意的是含服硝酸甘油片时，尽量取半卧位或卧位，同时避免快速更换体位，因为硝酸甘油可以舒张血管及降低血压，药效发挥较快，容易引起直立性低血压，产生晕厥或摔倒。

226. 用什么水服药最好？

我们都知道，送服药品不能用酒、果汁或茶水，因为其成分可能与药物发生反应，降低药效甚至引起严重的过敏反应，危害身体健康。牛奶中含有较多的蛋白质和钙离子，钙离子可与四环素族、异烟肼生成络合物，不易被胃肠道吸收，减弱抗菌作用。钙离子与磷酸盐类、硫酸盐类制剂成溶解度较小的磷酸钙和硫酸钙沉淀，疗效降低。果汁中往往添加蔗糖、蜂蜜等甜味剂，糖能减慢胃内容物的排泄速度，延缓药物的吸收，减弱疗效。酒精会影响药物的作用。大多数药物进入人体后，需经肝脏代谢，而酒精的存在会干扰这一过程，酒精还会使其代谢产物无法正常排泄，从而造成肝、肾功能的损伤。许多药物可抑制肝脏中的解酒物质发挥作用，使酒精在体内的代谢中间产物乙醛在体内蓄积，引起毒性反应。

另外，用温度较高的热水服药，容易导致部分药品遇热后发生物理或化学反应，进而影响疗效。因此，一般用温开水服用最好。

227. 口服药物有什么注意事项及建议？

（1）进餐及服药前后饮少量温水润滑口咽和食管，以免药物或食物粘贴咽部或食管表面。吞咽片剂有困难时，根据药品情况决定能否研成粉末，具体以说明书为准或咨询药师，如果可以，则将药片研成粉剂后用水冲服。

（2）服用胶囊类药物时水温不能太热，用温度较高的热水服药容易导致部分药物遇热后会发生物理或化学反应，进而影响疗效。

（3）一些药物服用后不宜饮水或进食，否则会影响药物疗效。例如糖浆剂可在口咽部黏膜表面形成一层保护膜，以便快速缓解呼吸道症状，服用时不宜立刻饮水。

（4）患者在服药期间要严格按照说明书或医生医嘱进行服药，不要随意加大或减少用药剂量以及缩短或延长用药间隔。因为药物在人体内的代谢、分解、排泄主要是依靠肝脏、肾脏进行的，而加大服药剂量、缩短服药间隔必会加大肝脏、肾脏的负担，不但不会加大疗效，反而会给肝脏、肾脏带来严重损伤，而减少服药剂量、延长用药间隔会使药物疗效降低。

228. 口服药服用多长时间需要停用？

根据不同的药物，服用的时间也不尽相同。药物在体内达到一定的时间和浓度，才能起到治疗的效果，贸然中断药物，会导致药物在体内刚要发挥作用就中断了。服药时间过长，会引起耐药性及成瘾性，也可导致药物在体内蓄积，危害自身健康。因此，服药时间的长短，需要向相关医务人员咨询，遵医嘱服药。

229. 口服多种药时，需要注意什么？

临床上很多患者需要同时服几种药，建议平时服药种类多的患者注意以下三点：①选用复方药。如果没有特殊禁忌，可选用复方药。②小病别擅自加药。慢性病药物多需要长期使用，服药种类相对固定。擅自增加用药种类，可能造成两种药物共有的成分过量，引起不良反应。③保健品不能贪多。正规保健品能起到一定的辅助治疗效果，但也可能和药物发生相互作用，危害自己的身体。总之用药时应严格遵医嘱，并注意观察自己是否出现严重皮疹、恶心呕吐等症状，必要时就诊，在医生指导下调整用药方案。

230. 肿瘤患者平时口服多种药物，术前如何调整？

肿瘤患者老年人较多，常同时患有多种慢性疾病，平时需服药治疗。如术前长期服用抗凝药，应在术前至少停药1周，避免术中、术后渗血；术后若无出血风险，则一般术后两天可恢复用药；高血压患者为避免术中血压波动，可在手术当天早晨用一小口水服药，这样有利于维持术中、术后的血压平稳，减少心血管并发症；术前口服降糖药的糖尿病患者，术后通常使用皮下或静脉注射短效胰岛素控制血糖。

231. 总是忘记服用口服药怎么办?

需要长期服药的人或多或少都出现过忘记自己是不是吃过药的情况，下面两种方法可以借鉴一下：①使用分药盒，需要长期服药的慢性病患者，可以使用分药盒，分药盒里面有7个格，分别为星期一、星期二……星期日，每格可有三小格子，分别为早、中、晚，每个小格可盛放一次服药的剂量，记不清是否漏服药，看看这次小格里的药是否还在，就清楚了，无须烦恼。平时可以把它放在显眼的地方，外出时也可以放在兜里随身携带，以便督促自己按时服药。②制作用药台历，制作一个简易的用药台历，把药名、服药时间和次数都备注在上面，每吃完一次，就在相应的位置上打一个钩，这个台历最好是放在每天都能经过的地方，如床头柜、客厅茶几等，能时时提醒自己服药。

232. 胶囊为什么不能掰开服用?

用胶囊装的药物，一般都是对食管和胃黏膜有刺激性的或口感不好、易于挥发、在口腔中易被唾液分解或易吸入气管。另外，有些药物需要在肠内溶解吸收，胶囊可以保护药物不被胃酸破坏。这些药用胶囊装，既保护了药物不被破坏，也保护了消化器官和呼吸道免受刺激。去掉胶囊壳可能会造成药物流失、药物浪费、药效降低。

233. 漏服药物怎么补救?

漏服药物时，千万不可在下次服药时加大剂量服用，以免引起血药浓度[1]突然升高而导致药物中毒。是否需要补服漏吃的药物，需要根据具体情况而定。一般来说，一天服1次的药物，当天记起应马上补服。至于一天服2～3次的药物，漏服药物如果是在2次用药时间间隔一半以内，可以按量补服，下次服药再按原时间间隔；如果漏服药物时间超过用药时间间隔的一半以上，一般不需要再补服，下次按原间隔时间用药。特殊药物必须遵医嘱或药品说明书。

（二）抗肿瘤药

234. 治疗肿瘤的药物有哪些?

治疗肿瘤的药物有很多，根据作用机制的不同，大致可以分为细胞毒类化疗药物、有明确作用靶点的靶向药物、激活人体免疫系统来杀死肿瘤细胞的免疫检查点抑制剂以及调剂内分泌水平的药物等。细胞毒类化疗药物常用的有环磷酰胺、紫杉醇、长春新碱等，这类药物在杀死肿瘤细胞的同时，也会对正常细胞产生一定程度的损伤，导致不良反应的发生。靶向药物可对肿瘤细胞上特有的标志（靶点）进行

1 血药浓度：指药物吸收后在血浆内的总浓度。药物作用的强度与药物在血浆中的浓度成正比，药物在体内的浓度随着时间而变化。

识别，进而发挥抗肿瘤作用，相对于细胞毒药物，具有一定的选择性，因此不良反应也相对较小。免疫检查点抑制剂通过激活人体的免疫功能来达到杀死肿瘤细胞的目的，激活增强的免疫功能可能会对人体其他部位的产生免疫反应，从而发生各部位的免疫相关不良反应，这也是该类药物带来的一类特殊的不良反应。

235. 不同厂家的化疗药该如何选择，差别有多大?

不同厂家生产的同一种药物，其发挥药效的主要成分是一样的，且都是经过国家药品监督管理局审批的正规药物，许多药物也都经过了一致性评价，理论上药物所起的作用也是一样的。但不同厂家的药品在辅料及生产工艺上会有些区别，其次价格也存在差异，尤其进入国家医保谈判或国家集中采购的药品，价格往往比较便宜，需要患者根据自己的经济状况或其他因素酌情选择。

236. 化疗药物常见的不良反应有哪些?

多数化疗药物在杀伤肿瘤细胞的同时，会对体内快速增殖的正常细胞造成“误伤”，如骨髓中的造血细胞、消化道的黏膜细胞以及毛囊细胞等，从而表现相应的不良反应。对造血细胞的“误伤”，会导致血液中白细胞、红细胞或血小板的减少，就是我们所说的骨髓抑制。对黏膜细胞的“误伤”，会导致黏膜炎、黏膜溃疡的发生，对毛囊细胞的“误伤”，会导致脱发。此外，多数化疗药物还具有消化道毒性、神经毒性，表现为腹泻、恶心、呕吐、手脚麻木等症状。

237. 化疗后出现骨髓抑制，应该怎么办？

化疗后应定期测定血常规，监测相关血细胞数量，一旦出现骨髓抑制，应及时就医，医师会根据监测结果进行相应处理。轻度的骨髓抑制可以密切观察或进行药物治疗，一般不影响治疗，严重的骨髓抑制很容易并发感染，应及时采取相应治疗措施，在相关指标恢复前可能需要暂停治疗。常见的可以升高白细胞数量的药物有人粒细胞刺激因子，升高血小板数量的药物有重组人血小板生成素、人白介素-11，此外，有些具有升血作用的中药也可以用于骨髓抑制的辅助治疗。

238. 食疗（饮食调整）能替代药物用于化疗后骨髓抑制的治疗吗？

食物可以为机体提供营养，提高身体免疫力，化疗期间医生通常会建议患者注意饮食均衡，保证营养摄入。但食疗对于化疗后骨髓抑制的治疗效果究竟如何，目前尚无定论，因此当患者出现化疗相关骨髓抑制的不良反应时，在配合饮食调整的同时，应该及时就医，并根据医生的建议使用相应药物进行治疗，以免延误病情。

239. 口服升白药效果不明显，还需要继续服用吗？

化疗期间，患者可能会出现白细胞降低的情况，如果降低的不是很明显，医生通常会开具一些口服升白药物让患者回家服用，促进相关指标的恢复。但是，对于有些患者来说，服用口服升白药物后，会出现效果不明显的情况，甚至白细胞数量有下降趋势，如果出现这种情况，可以及时与医生取得联系，听取医生的建议，不管是停止服用该药物还是更改治疗药物都应该在医生的指导下来完成。

240. 化疗全部结束后，还用继续服用“升血药物”吗？

接受化疗的患者，医生可能会根据病情在化疗间歇开具一些预防或治疗血细胞减少的“升血药物”，这些药物可以在一定程度上预防或者降低化疗所产生的相关毒副作用及其严重程度。一般来说，化疗的毒副作用是伴随化疗药物产生的，如果化疗终止了，这些毒副作用也会消失。因此，在最后一个疗程的化疗结束后，大部分患者只需要按照医嘱再服用1个月的药物，就可以不再服用药物了。如果有特殊的情况，请根据医嘱调整。

241. 化疗后发生白细胞减少，应注意什么？

白细胞减少的患者容易并发感染，应避免到人多拥挤的公共场所，避免接触传染患者，如需外出建议佩戴口罩。天冷注意保暖，避免感冒。居家期间注意开窗通风，保持空气新鲜，不过度劳累，适当运动，睡眠充分，注意个人卫生。食用新鲜食物，注意营养均衡，避免食用外卖食品或不洁食品，避免接触动物，尤其是动物的排泄物。

242. 化疗后发生血小板减少，生活中应注意什么？

血小板减少的患者容易发生出血，生活中应减少剧烈活动，避免磕碰。饮食方面应当避免进食较硬的食物，以免划伤胃肠道，引起消化道出血。刷牙时使用软毛牙刷，选用电动剃须刀剃胡须。避免抓挠、剔牙、抠鼻等容易带来损伤的动作。观察大小便颜色，注意有无消化系统和泌尿系统出血，女性月经期注意月经量，如有异常及时就医。如果出现视物模糊、头痛、头晕、呕吐等表现时，需要警惕颅内出血的可能。

243. 化疗后发生贫血，生活中应注意什么？

患者发生贫血后，易出现头晕、乏力等情况，在如厕或改变体位时，易发生跌倒，所以患者日常生活中应多休息，宜有人陪伴，避免发生跌倒。当出现气短加重、面色苍白、头晕或意识丧失等情况时，应及时就医。一些抗肿瘤药物，例如甲氨蝶呤、培美曲塞可能会导致造血原料叶酸的不足，应注意及时补充，饮食应均衡，食物多样化，宜进食高蛋白、高维生素、含铁丰富的食物。

244. 化疗后出现恶心、呕吐应如何应对？

恶心、呕吐是多数化疗药物常见的消化道不良反应，不同药物引起恶心、呕吐的概率和严重程度也不一样，个别患者对化疗药物特别敏感，也会导致恶心、呕吐的发生，医生会根据患者所使用的治疗方案及患者自身情况，开具相应的止吐药物进行对症治疗。对于使用高致吐化疗药物的患者，在化疗前就应预防性使用止吐药物，有时需要联合使用多种不同作用机制的止吐药物以加强预防效果。止吐药物的使用可以有效减轻患者的消化道反应，甚至避免恶心、呕吐的发生，现在已经很少有因为恶心、呕吐反应而不能坚持化疗的患者了。有的时候即使使用了止吐药物，患者还是会发生恶心、呕吐，应及时告知主诊医生，由医生评估是否需要加用止吐药物。建议患者在化疗后的几小时内避免进食，吃饭时细嚼慢咽，少食多餐，不要一餐吃太多太饱，喝水也应小口慢饮、避免一次大量饮水，餐后不要立即平卧，睡时应选择侧卧姿势，以免呕吐时误吸入气管。

245. 化疗后出现腹泻怎么办?

有些化疗药物如伊立替康容易导致腹泻，患者在化疗期间，应观察大便次数是否有增多或是否出现稀便、水便等情况，如果出现腹泻，应根据严重程度及时给予止泻药物，同时加强营养，补充水、电解质等，还应控制入口食物的卫生，减少发生肠道感染的可能。严重腹泻可导致体内菌群失调，可使用活菌制剂调节改善肠道菌群，腹泻同时如果出现发热、腹痛等情况应及时就医，如果存在肠道感染，应给予抗感染治疗。

246. 化疗后出现口腔溃疡怎么办?

化疗后出现口腔黏膜炎和溃疡是化疗药物的不良反应，甲氨蝶呤等药物导致的最明显。发生口腔溃疡的患者保持口腔清洁很重要，刷牙时避免口腔黏膜损伤，应勤漱口，减少食物残渣的残留，可以使用漱口液，有些漱口液可帮助溃疡愈合。严重的患者可能会出现溃疡部位的疼痛，疼痛严重的话应及时告知医生，可外用局部麻醉药物镇痛。

247. 化疗后出现手足麻木怎么办?

化疗后有的患者会出现手指/脚趾麻木、感觉异常、走路踩棉花感、针刺样疼痛等情况，这种现象通常是由于化疗药物的神经毒性所致，具有神经毒性的药物有长春新碱、长春花碱、紫杉醇、多西他赛、奥沙利铂等。目前，还没有有效的药物可以预防化疗导致的神经毒性。患者出现神经毒性后应在就诊时告知医生，由医生给患者进行评估，通常轻度的神经毒性是可以承受的，患者在生活中应注意四肢的保暖，避免穿过紧的鞋子，避免反复揉搓手足，对疼痛部位的皮肤采用软垫加以保护，以免因感觉迟钝而受伤，也可以使用一些营养神经的药物。如果神经毒性比较严重，医生可能会考虑将导致神经毒性的药物进行减量或停止使用。

248. 什么是靶向药物? 靶向药物主要有哪些?

靶向药，顾名思义，针对的是肿瘤细胞上特定的靶点。肿瘤细胞表面上的某些受体会通过一系列的信息传递促进肿瘤细胞的增殖，这种受体在正常细胞上也有，但数量比肿瘤细胞上的少很多，靶向药物可以针对性地作用于这种受体，从而抑制肿瘤细胞的增殖，起到抗肿瘤的作用，相对于化疗药物而言，这个作用过程对正常细胞的影响较小，因此，不良反应也要小一些。但是许多靶向药物在使用时对疾病是否有基因突变有要求，患者在使用该类药物之前，必须要进行相应的基因检测。

靶向药物根据分子量的大小，大致可以分为两类，一类是小分子激酶抑制剂，代表药物有伊马替尼、吉非替尼、索拉非尼、厄洛替尼等，另一类是大分子的单抗类抗体，代表药物有利妥昔单抗、贝伐珠单抗、曲妥珠单抗等。

249. 靶向药物主要有哪些副作用？

靶向药物对肿瘤细胞的选择性高，副作用小，但并不是没有副作用，也有因出现严重副作用导致停药的情况。实际上，皮肤细胞、消化道上皮细胞等正常组织细胞表面也同样表达有相关药物作用的靶点，靶向药物在作用于肿瘤细胞的同时，也会对上述正常组织产生作用，从而导致副作用的发生。靶向药物常见的副作用为皮肤反应、腹泻、心脏毒性、出血、高血压等，通常轻微的副作用可以耐受，随着时间的推移会慢慢减轻，严重的副作用需要就医，医生会根据患者病情的严重程度进行分级，并建议采取相应的治疗措施。一般情况下，副作用的发生与药物的疗效呈正相关。

250. 吞咽困难的患者，如何使用口服靶向抗肿瘤药物？

口服靶向抗肿瘤药物多为胶囊剂或片剂。在其生产制造过程中，有特殊的赋形工艺或微囊结构，贸然压碎或咀嚼服用可能会破坏靶向药的内部结构，影响药物的疗效。大多数靶向药均推荐整片随水吞服，不可咀嚼或压碎。

有些吞咽困难患者不能吞服药物时，可按照说明书用法用量条目中的相关描述，使用合适的液体（如水、苹果汁等）将药片、胶囊或胶囊内容物溶解后喝下，再使用适量的液体冲洗并喝下，以确保药物剂量准确并防止药物对生活环境的污染。说明书中没有明确描述可溶解的药物，建议咨询专业人员，确认是否可以溶解；说明书中明确说明仅可吞服或不能溶解的药物，则禁止溶解。如确有需要，在保证自己充分知情同意的前提下，与专业人员共同讨论，以达成具体解决方案。

251. 口服抗肿瘤靶向药是饭前服用好还是饭后服用好？

不同的药物服用方法不同，因为每种药物的理化性质不同，因而食物对药物吸收的影响也不一样，比如塞瑞替尼，说明书建议每次450mg，而且应该和食物一起吃。有研究发现，与食物一起服用仅需450mg，人体能吸收的药物量就与空腹服用750mg时一样多，而且胃肠道毒性还小，可见食物对塞瑞替尼的影响很大。另一个受食物影响较大的是厄洛替尼，厄洛替尼的说明书建议饭前1小时或饭后两小时服用，也就是要避开食物。因为研究发现，如果厄洛替尼和食物一起吃，就会因增加药物吸收让药物的毒性也变得更大，因此推荐空腹服用。此外，还有一个药物阿法替尼，服用时也要避开食物，但其主要原因是食物阻碍了阿法替尼的吸收。而其他药物如吉非替尼、达可替尼、奥希替尼、阿美替尼和克唑替尼等因不受食物影响或影响较小，空腹吃或饭后吃均可。所以，建议服药之前先咨询药师，才能保证药物使用安全有效。

252. 服用抗肿瘤靶向药期间有什么忌口的食物？

食物中的成分有时候会影响口服药物的释放、吸收、代谢等，比如西柚或西柚汁含有呋喃香豆素，这种物质可以抑制参与靶向药物代谢的CYP3A酶，从而降低了某些靶向药物如厄洛替尼、克唑替尼等在体内的代谢和排泄，增加它们的血浆浓度，进而增加药物的毒性。西柚或西柚汁还可能影响肠壁的CYP3A酶，影响塞瑞替尼的吸收，也应避免食用。

253. 居家服用口服抗肿瘤药物期间应注意什么？

随着肿瘤疾病的慢病化管理，越来越多的肿瘤患者居家口服抗肿瘤药物，包括口服化疗药和口服靶向药物。与其他药物不同，抗肿瘤药物通常具有细胞毒性，它们通过影响细胞的生长和增殖来发挥作用，但这种毒性作用不仅针对恶性肿瘤细胞，对健康细胞也会产生影响。因此，患者在居家用药期间应格外注意。首先要按照说明书的储存要求正确保存药物，避免受到极端温湿度的影响，最好保存在原包装内，使用专用药盒保存。其次建议将药物放在儿童接触不到的地方，并远离食物和饮用水。对于受潮、损坏、过期、未使用的药物，不要丢入垃圾桶或厕所，建议送回药房或医院处理。最后尽量减少接触药物的人数，其他家庭成员在接触药物时建议戴上一次性手套，并在戴上手套前和摘下手套后都要洗手，如果不戴手套，建议将药物从包装直接倒入一次性药杯中让患者服用，避免直接接触药物。

254. 肿瘤患者药物治疗期间，居家同住人员注意事项有哪些?

肿瘤患者在接受化疗或长期口服抗肿瘤药物期间，进入体内的抗肿瘤药物在发挥抗肿瘤作用后，会有一定比例的药物以原型或活性代谢产物的形式从患者体内排出，排出途径也有多种，比如粪便、尿液、汗液等，建议患者及同住人员采取一定措施以避免抗肿瘤药物的暴露和污染。可以将患者的衣物和床单等与其他家人的物品分开清洗，另外患者在上厕所后，冲水时可以盖上马桶盖，并进行两次冲水。患者排泄物可能被细胞毒药物污染的时间与药物的种类有关，大多数细胞毒药物可在7天内排出体外，但也应注意识别排泄时间延长的药物。

255. 免疫治疗是否指的就是使用免疫检查点抑制剂进行治疗?

不是。免疫治疗指的是通过增强机体的免疫功能来达到治疗疾病的目的，具体的治疗方法有很多，也适用于多种疾病的治疗。对于肿瘤治疗而言，免疫治疗是近年来研究的热点，其通过采用各种手段来提高患者自身免疫功能，从而达到对抗恶性肿瘤细胞、治疗肿瘤的目的。

肿瘤免疫治疗常用方法包括治疗性抗体、肿瘤疫苗、细胞治疗以及使用免疫检查点抑制剂等，其中免疫检查点抑制剂作为一类免疫治疗的药物是近年来研究进展较快、疗效确切的一种肿瘤免疫治疗方法。

256. 免疫检查点抑制剂与化疗药物和靶向药物有什么不同?

作用机制有所不同。化疗药物和靶向治疗药物针对肿瘤细胞起作用，从而达到杀死肿瘤细胞、抑制肿瘤细胞生长的目的，而免疫检查点抑制剂针对的是机体的免疫系统，通过激活人体的免疫系统来杀灭肿瘤细胞。

免疫检查点可以理解为免疫系统的“刹车”，在生理状态下可以防止免疫系统对机体自身的“误伤”，但该机制也被肿瘤细胞所利用，进而逃脱免疫系统的攻击。免疫检查点抑制剂可以有效解除免疫系统的这种“刹车”作用，使得免疫系统重新发挥其杀灭肿瘤细胞的作用，达到治疗肿瘤的效果。

因为免疫检查点抑制剂是通过增强机体对肿瘤细胞的免疫反应来达到治疗肿瘤的目的，所以，该类药物有更广谱的抗肿瘤活性，相对于化疗药物和靶向药物，其适应证也更为广泛，对多种肿瘤疾病有效。

257. 免疫检查点抑制剂有哪些?

作为肿瘤免疫治疗的代表药物。常用的免疫检查点抑制剂包括PD-1抑制剂（如帕博丽珠单抗、纳武利尤单抗等）、PD-L1抑制剂（阿替利珠单抗、度伐利尤单抗等）和CTLA-4抑制剂（如伊匹木单抗）。该类药物通过阻断免疫检查点，使得被抑制的免疫反应再度激活，从而对肿瘤细胞产生杀伤作用。免疫检查点抑制剂通常通过静脉注射途径给药，但也可能通过局部皮下注射给药。

258. 免疫检查点抑制剂有哪些不良反应?

免疫检查点抑制剂通过提高机体的免疫反应来杀伤肿瘤细胞，但激活的免疫系统在攻击肿瘤细胞的同时，也可能会对自身组织细胞造成伤害，从而导致免疫相关不良反应的发生。免疫相关不良反应大多以炎症形式出现，且几乎可能发生在所有的器官上，其中以皮肤和消化道症状最为常见，也包括免疫性肺炎、免疫性肝炎、免疫性心肌炎、免疫性垂体炎、免疫性甲状腺炎等，常难以预测，需要在整个治疗期间进行监测。有些不良反应有可能非常严重，需要住院治疗，甚至需要使用激素类药物治疗，来减轻相关免疫反应。

由于免疫检查点抑制剂是抗体类药物，且大多数药物都是静脉滴注给药，输液反应也是较为常见的一类不良反应，大多出现在输注过程中或输注后1～2小时内，常见的表现为皮肤瘙痒、发热、头痛、头晕等。如果出现上述反应应立即告诉医务人员。

259. 免疫检查点抑制剂的不良反应一般何时发生?

免疫检查点抑制剂的不良反应可以出现在治疗开始后的任何时间，即使停止治疗，之后半年内都有可能发生，因此，免疫相关不良反应的自我管理非常重要。大部分的免疫不良反应是轻微的，如果可以早期识别并及时处理，是不会造成严重损害的。

260. 免疫检查点抑制剂常见不良反应的预防及应对措施有哪些？

（1）皮肤不良反应：常见的症状表现为皮疹、皮肤瘙痒、水疱。治疗期间需要多注意皮肤的保护与护理，做好防晒措施，建议平时穿着质地柔软宽松的衣服，防止摩擦使皮肤受损。对于皮肤瘙痒、红斑等轻微不良反应，可局部使用外用药物治疗，如果出现严重的皮肤反应，应及时就医。

（2）口腔黏膜不良反应：主要症状为口干、口腔溃疡等。治疗期间需保持口腔卫生，建议使用非刺激性牙膏刷牙，如出现口腔黏膜不良反应，可遵医嘱使用漱口水进行治疗，避免使用含酒精的漱口水。

（3）消化道不良反应：主要表现为腹泻、腹痛，有时会有便中带血的情况。建议腹泻期间做好自我照顾，注意保持肛周皮肤清洁，观察肛周皮肤是否破损，及时补充水分，避免脱水。如果出现腹泻次数过多或大便带血的症状，建议及时就医。

（三）镇 痛 药

261. 镇痛药物包括哪些分类？

第一类为非甾体抗炎镇痛药，常用的有阿司匹林、布洛芬、吲哚美辛、对乙酰氨基酚、保泰松、罗非昔布、塞来昔布等。这类药物镇痛作用比较弱，没有成瘾性，使用广泛、疗效确切，用于一般常见的疼痛，但如果使用不当，也会对人体健康造成损害。第二类是中枢性镇痛药，以曲马多为代表。此类药物是人工合成的中枢性镇痛药，属于第二类精神药品，为非麻醉性镇痛药。曲马多的镇痛作用比一般的解热镇痛药要强，但又不及麻醉镇痛药，其镇痛效果是吗啡的1/10，主要用于中等程度的各种急性疼痛及手术后疼痛等。第三类是麻醉性镇痛药，以吗啡、哌替啶等阿片类药为代表。这类药物镇痛作用很强，但长期使用会成瘾。这类药物有严格的管理制度，不能随便使用，主要用于晚期肿瘤患者。除上述三类镇痛药外，还有其他一些镇痛药，如中药复方镇痛药等。

262. 镇痛药是否会“上瘾”？

人们经常将阿片类药物的耐受性、躯体依赖性等同于“成瘾性”。实际上，世界卫生组织（WHO）已经不再使用“成瘾性”这一术语，替代的术语是“药物依赖性”。药物依赖性可能会造成生物机体上、精神上、社会上以及它们相互之间的一些不良后果。药物依赖性又分为躯体依赖性和精神依赖两大类，躯体依赖性不等于“成瘾性”，而精神依赖性才是人们常说的“成瘾性”。长期用阿片类药物后对药物产生一定的躯体依赖性，突然中断用药时出现戒断症状，表现为焦虑、易激惹、震颤、皮肤潮红、全身关节痛、出汗、卡他症状、发热、恶心、呕吐、腹痛、腹泻等。对阿片类药物产生的躯体依赖性并不影响继续合理使用镇痛药，通过逐步减量可避免身体依赖的发生。

263. 镇痛药是否会产生“耐药性”？

镇痛药，尤其是阿片类药物会产生耐药性。主要临床表现为随着阿片类药物使用时间的延长，患者会对其作用与不良反应产生耐药，并且可能在一定程度上增加阿片类药物的用药剂量。

264. 为什么用了镇痛药还是会疼痛?

每个人对疼痛的耐受力不同，医生的给药会受到患者疼痛主诉的影响，患者又往往因害怕成瘾、不了解镇痛治疗而不按时服药，这就造成了服药效果的不尽如人意。镇痛药要遵医嘱按时服用，并按照正确的指导用药，如吗啡控释片服用时不可切开或咬碎，芬太尼透皮贴剂普通型不可用剪刀剪开。切忌痛时服药，不痛不服药。了解药物的作用及副作用，及时向医生反馈自己疼痛缓解程度，便于医生按疼痛程度及时调整药物。

265. 最疼的时候是否要用哌替啶?

哌替啶（杜冷丁）是老百姓最熟知的镇痛药物。它的适应证为手术后疼痛、胆绞痛等急性疼痛，但因其长期使用会引起累积的神经毒性，故并非治疗癌痛的药物。对于癌痛患者，可使用的镇痛针剂有吗啡注射液、布桂嗪注射液，并且这些药只能在医院内使用。

266. 阿片类药物的不良反应有哪些?

恶心、呕吐、头晕、便秘是阿片类药物最常见的不良反应。恶心呕吐多见于初次用药患者，多发生在用药初期，只要继续服用3～5天，这些反应就会减轻或消失。便秘是最持久的不良反应，会持续整个用药过程，且随着药量加大，便秘也会加重。所以用药期间应多喝水，多吃含纤维的食物。发生便秘应及时使用通便药物，如番泻叶、麻仁丸、乳果糖等。若出现嗜睡、谵妄、神志不清、呼吸困难等不良反应时应及时就医。

（四）退　热　药

267. 常用退热药有哪些?

常见的退热药有布洛芬、对乙酰氨基酚（又名扑热息痛）、尼美舒利、阿司匹林、柴胡注射液及退热肛栓等。

268. 什么情况下需要使用退热药物?

体温到38.5℃以上时再用退热药，38.5℃以下的发热一般属于身体免疫功能可应对的安全范畴，不必吃退热药。此时可通过喝适量的温开水或口服补液盐，让身体出汗或排尿以助降温。还可以同时采取物理降温，如用低于体温的温水擦拭头颈和四肢等。如果过早用退热药，不仅会影响身体免疫功能，延长病程，还可能因退热掩盖了症状，加大原发病的诊断难度。

269. 服用退热药物有哪些注意要点?

服用退热药物以后，首先要观察患者体温的变化情况，大部分退热药物都是通过增加出汗而起到退热作用的。有一部分患者在服用退热药物以后出大汗，甚至虚脱、休克。大汗以后患者的血容量会急剧减少，出现出汗不止、心悸、口干、口渴、血压下降等症状，此时应该立即就医。很多人以为，退热药物就是治疗感冒的，一有感冒的症状出现就口服退热药，这是错误的。退热药物不能长期大剂量地服用，否则可以引起肝肾功能损害、中性粒细胞减少、血小板减少，甚至可能发生再生障碍性贫血。因此，退热药物应该短期使用，最好别超过3天，并在医生指导下应用，以免引起严重的并发症。

270. 什么情况下不需要继续服用退热药物?

体温降到38.5℃以下时，机体的自身免疫保护机制得到恢复，可通过物理降温措施调节，就不需要继续服用退热药物。此时停药还可减少药物对身体的损伤。

271. 服用退热药物可能出现哪些不良反应?

服用退热药物后可能有轻度的胃肠道不适，偶有皮疹、耳鸣、头痛、凝血功能异常及转移酶升高等，也有可能引起胃肠道出血而加重溃疡。还有报道说在脱水、血容量低和心输出量低的状态下偶见可逆的肾损伤，过量服用可能有中枢神经系统抑制、癫痫发作等副作用。

272. 服用退热药物是否有意义？

常规意义上的退热药只起降温作用，并不针对引起疾病的病原体进行治疗。比如细菌性肺炎引起高热时，首先需要使用抗生素控制细菌，从而达到彻底消炎降温的效果，如果仅仅使用退热药，体温只能暂时性降下来，过一会又会升上去，导致反复使用退热药。这种盲目降温还会导致患者因出汗太多而虚脱，反而不利于治疗。

（五）中　药

273. 中药和西药能同时服用吗？

中药和西药之间有明确禁忌的药物，应避免联合使用；不存在配伍禁忌时可以选择联合用药；当给药途径相同时，目前普遍认为中药和西药应间隔半小时至1小时使用最佳。

274. 哪些中药和西药应避免联合使用？

（1）联合用药降低药物疗效：贯叶连翘应该避免与阿帕替尼、阿比特龙、埃克替尼、依维莫司、安罗替尼、奥希替尼、瑞戈非尼、索拉非尼、舒尼替尼、奥拉帕利、哌柏西利等联合使用，这是因为贯叶连翘为CYP3A4强诱导剂，在使用经CYP3A4代谢的抗肿瘤药物时，同时使用贯叶连翘会使抗肿瘤药物的浓度降低，影响药物的治疗效果。

（2）联合用药产生或增加不良反应：藿香正气水以及中药药酒等含有酒精的药物与头孢哌酮等头孢菌素类、硝咪唑类、磺胺类等药物联合使用时会出现双硫仑反应，石膏、牡蛎、珍珠、龙骨、蛤蚧等含钙较高的中药与洋地黄类药物地高辛等联合使用时会增强洋地黄类药物的毒性，含麻黄碱的药物如小青龙颗粒、复方川贝精片等与强心类药物联合使用可能会导致心律失常等不良反应。

（3）重复用药：部分含有西药成分的中药复方制剂，如感冒药维C银翘片除了含有金银花、连翘、荆芥等中药成分还含有对乙酰氨基酚、氯苯那敏等西药成分，降压药珍菊降压片除了含有野菊花膏粉、珍珠层粉还含有盐酸可乐定、氢氯噻嗪，降糖药消渴丸除了含有葛根、地黄、黄芪等中药还含有格列本脲。这些药物在与含相同成分的西药联合使用时，会出现重复用药，增加用药风险，用药前应咨询医师或药师。

（六）术后用药

275. 甲状腺癌患者术后需服用哪些药物?

甲状腺癌患者术后要进行内分泌治疗，即口服甲状腺素。一方面是为了给予补充外源性的甲状腺素，另一方面为了进行促甲状腺激素（TSH）的抑制治疗，甲状腺素可抑制脑垂体促甲状腺素的分泌，从而可对甲状腺组织的增生和癌组织的生长起到抑制作用，防止肿瘤进展、复发和转移。对于全甲状腺切除的患者术后还可能会出现甲状旁腺素分泌减少、血钙降低，有低钙症状者还需要补充钙剂和维生素D。

276. 分化型甲状腺癌患者手术后为什么要服用甲状腺素？

分化型甲状腺癌患者手术后要通过服用甲状腺素来降低促甲状腺素（TSH）的水平，TSH水平升高会增加分化型甲状腺癌复发的风险。分化型甲状腺癌患者术后应及时给予甲状腺素进行TSH抑制治疗，首选药物是左甲状腺素口服制剂。通常来说，对于高危患者，初始的TSH治疗目标应＜0.1mU/L，对于中危患者初始目标应达0.1～0.5mU/L；对于低危患者，根据不同情况初始目标有所不同。

277. 甲状腺癌患者术后要终身补充甲状腺素吗？

通常情况下，甲状腺部分或全部切除术后的患者可能需要终身服药。

分化型甲状腺癌患者术后需要进行甲状腺素的替代治疗或者TSH的抑制治疗，并需要定期复查，医生会根据治疗的反应进行动态风险评估，及时调整药物的剂量，如达到治疗目标至5年以上，5年后在继续监测复发的情况下，TSH抑制目标可适当放宽，服药剂量亦会适当下调。

278. 什么人不能服用甲状腺素制剂?

（1）对甲状腺素及其辅料过敏者不得使用。

（2）未经治疗的肾上腺功能不足、垂体功能不足和甲状腺毒症患者不得使用。

（3）不得在急性心肌梗死期、急性心肌炎和急性全心肌炎时应用。

（4）对于冠状动脉供血不足、心绞痛、动脉硬化、高血压、快速型心律失常等患者在开始甲状腺激素治疗前，应排除这些疾病或及时给予治疗。

279. 孕妇能吃甲状腺素制剂吗?

目前研究尚未发现在正常剂量下甲状腺素片对胎儿具有毒性，因此，孕妇可以继续服用甲状腺素片进行治疗。怀孕期间，孕妇应每三个月监测甲状腺功能，并根据甲状腺功能调整甲状腺素片的剂量，以确保孕妇的甲状腺功能维持在正常水平。

280. 在甲状腺素替代治疗中应注意哪些问题?

（1）开始剂量宜小。一般甲状腺素治疗应该从低剂量开始，每2～4周逐渐加量，直至达到完全替代剂量。老年或伴有冠心病或其他高危因素的患者，初始的剂量应更低，增量应更缓，调整间期会更长，以减少心脏相关疾病风险。患者每天服用的剂量是根据实验室检查以及临床检查的结果来确定。

（2）应定期复查血清甲状腺功能以调整甲状腺素的剂量，在TSH达标后仍需要定期复查以维持目标范围。

（3）服用药物过量会出现甲状腺功能亢进的临床症状，包括心动过速、焦虑、激动和无意识运动等，切勿随意增加剂量，应在医生的指导下服用药品。

281. 目前常用的甲状腺素制剂有哪些？

甲状腺素制剂目前市场上有两种：左甲状腺素钠片和甲状腺片。

（1）左甲状腺素钠片：是人工合成的甲状腺素，与甲状腺自然分泌的甲状腺素相同。它与内源性激素一样，在外周器官被转化为三碘甲状腺原氨酸（T3），然后通过与T3受体结合发挥其特定作用。

（2）甲状腺片：使用动物甲状腺体制成，这种制剂同时含有甲状腺素（T4）和T3两种，但含有的T3、T4的量及二者比例不恒定，可能带来TSH的波动，因此不建议在长期抑制治疗中作为首选。

这两种制剂都属于口服制剂，胃肠道吸收完全。一般来说在服药3～5天后才会发挥作用。

282. 如何正确服用甲状腺素制剂？

一般甲状腺素制剂应从低剂量开始，每2～4周逐渐加量，直到达到稳定剂量。甲状腺素制剂每天剂量在150μg～300μg，但具体剂量需要由医生根据患者甲状腺功能调整。甲状腺素制剂应于早餐前半小时空腹将一天剂量一次性用水送服。吞咽困难的患者可将药品捣碎后用适量水制成混悬液，再用适量的水送服。

283. 如果漏服甲状腺素制剂怎么办?

由于甲状腺制剂一般需要长期服用，容易出现漏服的情况。如果在当天及时想起来，可直接补服。处于剂量调整阶段的患者，出现漏服情况后，第二天应服用双倍剂量。达到稳定剂量的患者，由于甲状腺素制剂半衰期较长，偶尔漏服一次可不用补服，第二天继续按正常剂量使用即可。

284. 甲状腺素制剂能与其他药物产生相互作用吗?

甲状腺素片与降糖药同服时可能降低后者的降糖效果，因此需要定期监测血糖水平。抗凝药如华法林与甲状腺素片合用时，会导致抗凝功能增强，需要监测凝血指标，及时调整抗凝药的剂量。抗病毒药（如利托那韦、洛匹那韦）、抗癫痫药（如苯妥英钠）等可能会影响甲状腺素片的疗效，同时服用时需密切监测甲状腺功能，必要时调整甲状腺素片的剂量。考来烯胺、考来替泊等降低胆固醇的药品会影响甲状腺素片的吸收，因此甲状腺素片应在服用这些药物前4～5小时服用。含铝药物如抗酸药等可能降低甲状腺素片的效果，应在服用含铝药物之前至少2小时服用甲状腺素片。质子泵抑制剂（奥美拉唑、雷贝拉唑等）可引起胃内pH升高，降低甲状腺素片的吸收，需要定期监测甲状腺功能，必要时增加甲状腺素片的剂量。此外，含大豆的物质可能会降低甲状腺素片在肠道的吸收，在使用含大豆产品补充营养时应密切监测甲状腺功能，必要时调整剂量。

285. 应用甲状腺素制剂有什么不良反应吗？

如果超过个体的耐受剂量或者过量服药，特别是治疗开始时剂量增加过快，可能出现下列甲状腺功能亢进的临床症状，包括：心律失常（如心房颤动和期外收缩）、心动过速、心悸、心绞痛、头痛、肌肉无力和疼痛、潮红、发热、呕吐、月经紊乱、假脑瘤（头部受压感及眼胀）、震颤、坐立不安、失眠、多汗、体重下降和腹泻。出现上述情况，可以停药几天或者减少每天用药剂量，一旦症状消失后，应小心地重新开始药物治疗。

对于长期TSH抑制治疗，一些研究显示其可影响绝经后女性的骨密度，可明显增加老年患者骨质疏松症发生率，因此绝经后分化型甲状腺癌患者应确保足量钙剂和维生素D的摄入。

286. 老年患者使用甲状腺素制剂时要注意什么？

对于老年患者，由于对药物比较敏感，在开始甲状腺素制剂时应从较小的剂量开始服用，并缓慢增加剂量，直至达到维持剂量。此外，老年患者应定期监测甲状腺功能，以便及时调整剂量。

287. 甲状腺癌患者服用钙片时要注意什么？

甲状腺中的甲状旁腺可调节体内钙水平，甲状腺癌患者术后甲状旁腺功能降低，导致血钙浓度降低。此外，患者服用甲状腺素制剂也会影响体内钙的代谢。因此，甲状腺癌患者术后应注意补钙。患者可通过多吃高钙食物如牛奶等补钙，也可服用含钙制剂，同时服用含维生素D制剂进行补钙。需要注意的是，过量补钙也会对身体造成伤害，因此，甲状腺癌患者术后应定期检测血钙水平，以确定是否需要补钙。

四、功能康复篇

288. 颈淋巴结清扫术后患者如何进行功能锻炼?

甲状腺切除同时行颈部淋巴结清扫术的患者，手术范围较大，早期功能锻炼可防止肩部肌肉萎缩或肩下垂等并发症。一般可在术后1周开始，至少坚持到出院后3个月。如果伤口有分泌物，应等分泌物减少后再开始锻炼。

（1）穿着舒适衣物，选择空间适宜的场地。

（2）以下动作请您术后一周以上，伤口恢复后开始进行。

动作一　屈肘运动

动作要领：

站立位，颈肩放松；

双臂向前握拳平举，如图3；

屈肘向上，呈90°，转动腕关节，如图4；

动作一次重复2个八拍。

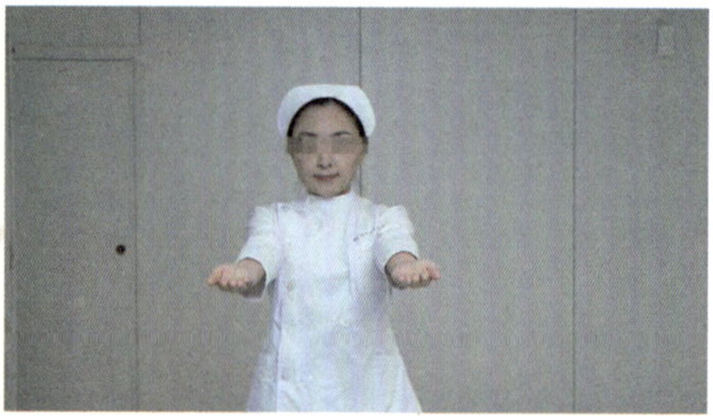

图3　双臂前举

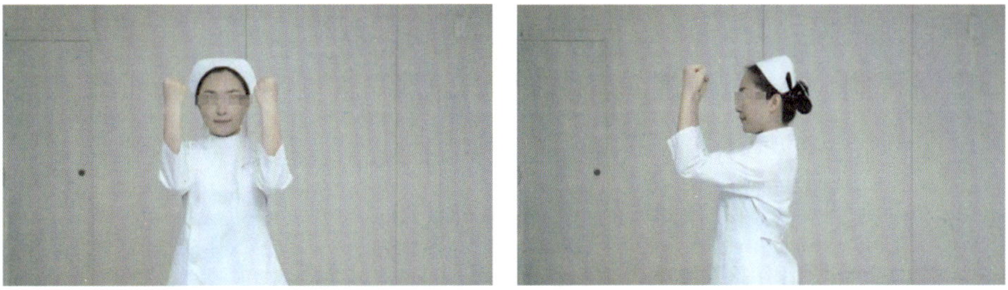

图4　屈肘向上

动作二　双臂平举向后拉伸

动作要领：

站立位，双足分开，与肩同宽，双臂向前平举，如图5；

双手缓慢向后，向后伸，如图6；

动作轻柔，一次重复2个八拍。

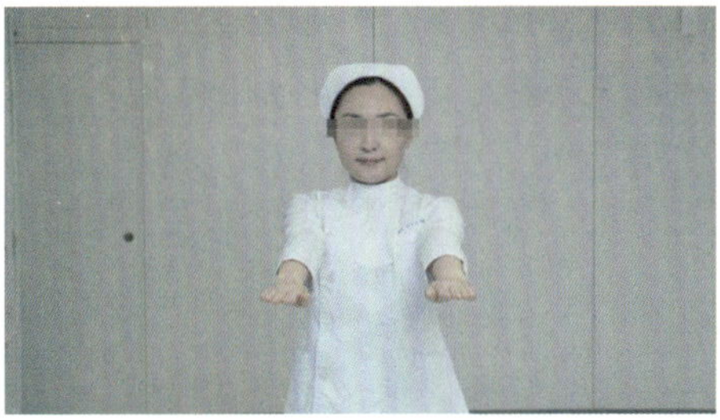

图5　双臂前平举

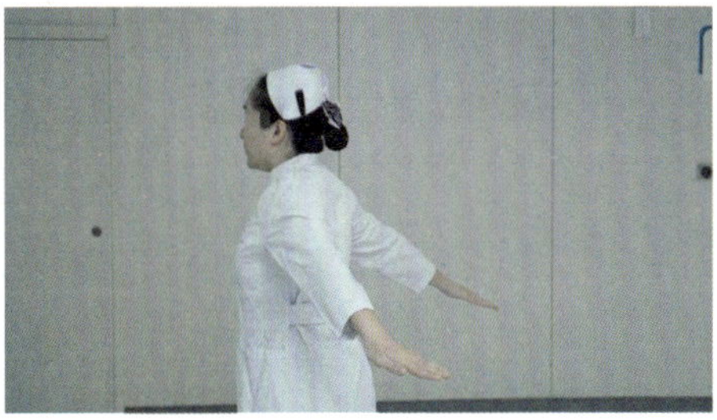

图6　双臂后伸

动作三　手臂侧举

动作要领：

手臂侧平举，缓慢抬高，如图7；

站立位，双足分开，与肩同宽，双手自然下垂，颈肩放松；

左手侧平举，可扶墙逐渐抬高，如图8；

有能力者可继续向上抬高手臂；

每侧手臂重复10次练习；

还原后右侧重复同样动作。

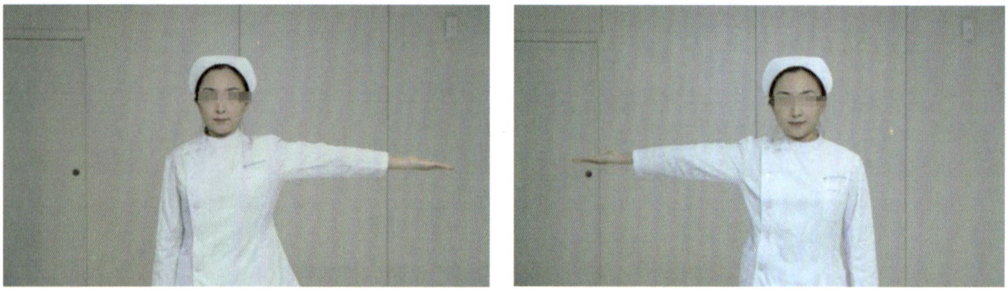

图7　手臂向侧方举起

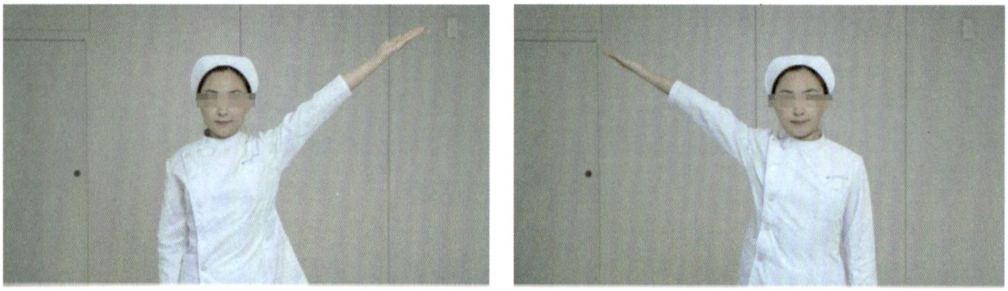

图8　尽量抬高靠近耳朵

动作四　耸肩转动肩关节

动作要领：

耸肩并转动肩关节，如图9。

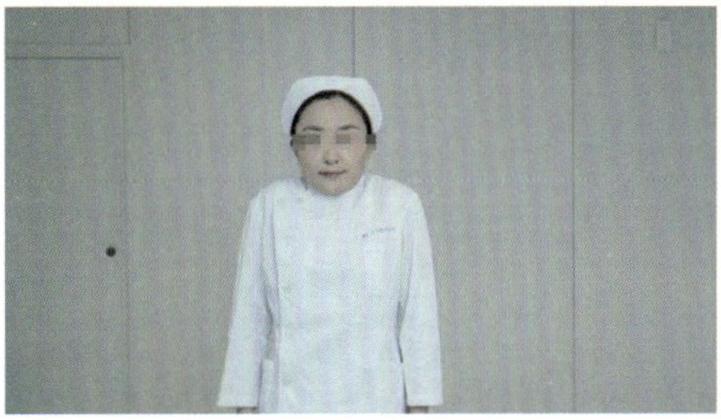

图9　耸肩并转动肩关节

动作五　转肩

动作要领：

双手放于双侧肩峰，向后缓慢旋转，再向前缓慢旋转，如图10。

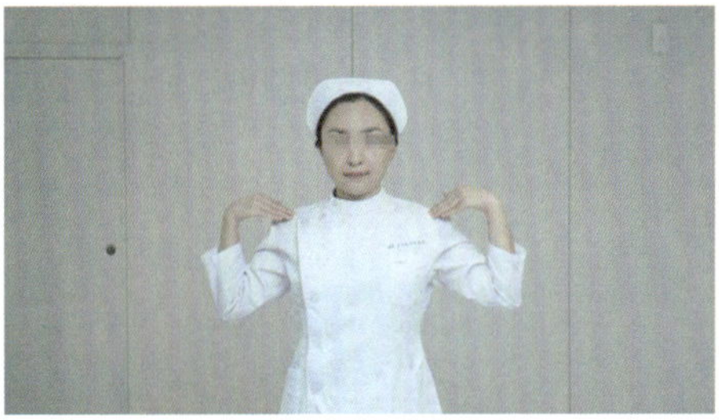

图10　转动肩部

动作六　双臂画圈

动作要领：

站立位，双足分开，与肩同宽，双手自然下垂，颈肩放松；

双臂平举，如图11；

向后画圆，如图12，循序渐进；

每侧手臂重复10次练习；

还原后右侧重复同样动作。

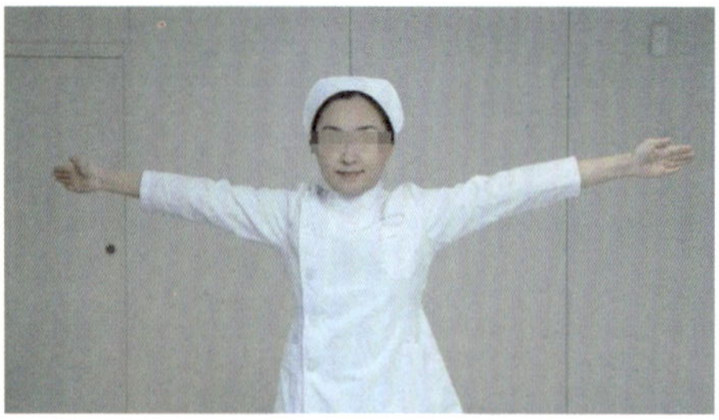

图 11　双臂平举

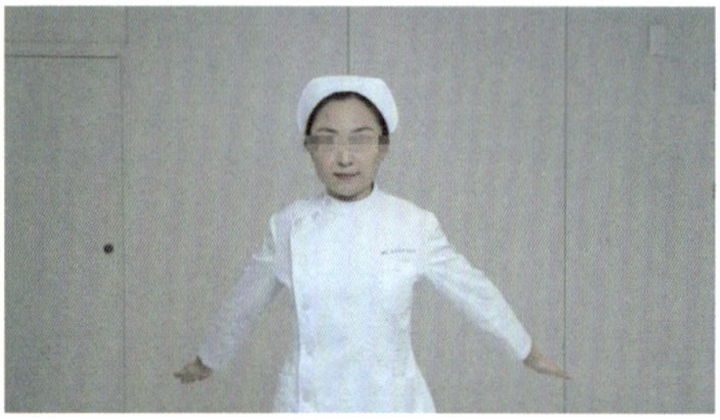

图 12　双臂画圆

动作七　双臂后拉

动作要领：

双手在背后合十，缓慢地向后拉伸到最大限度，如图 13。

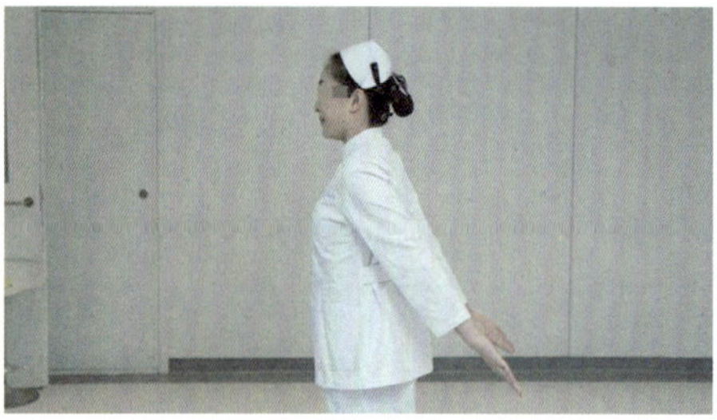

图 13　双臂后拉

动作八　头部运动

（以下动作请术后一个月开始练习）

动作要领：

放松颈部；

慢慢向下看，尽量将下颌贴近胸部，如图14。

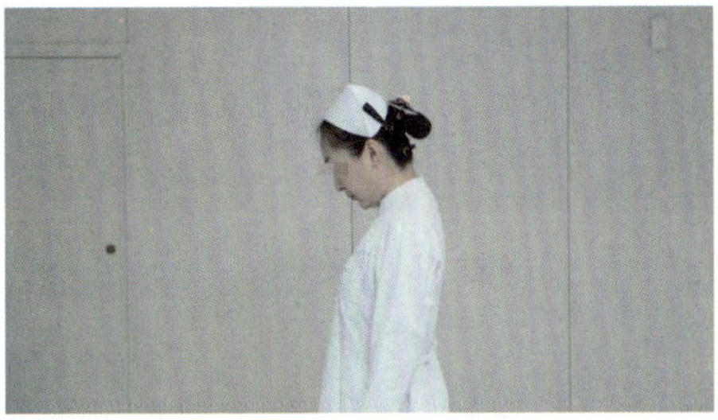

图14　低头

头向左侧做偏头运动，保持4～8秒，回正，如图15。

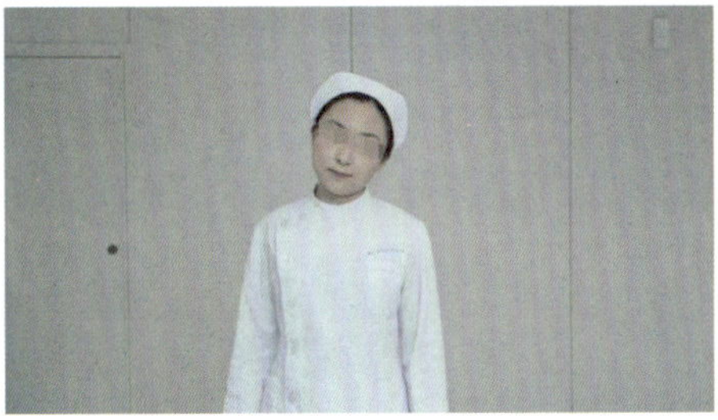

图15　左侧偏头

头向右侧做偏头运动，保持4～8秒，回正，如图16。

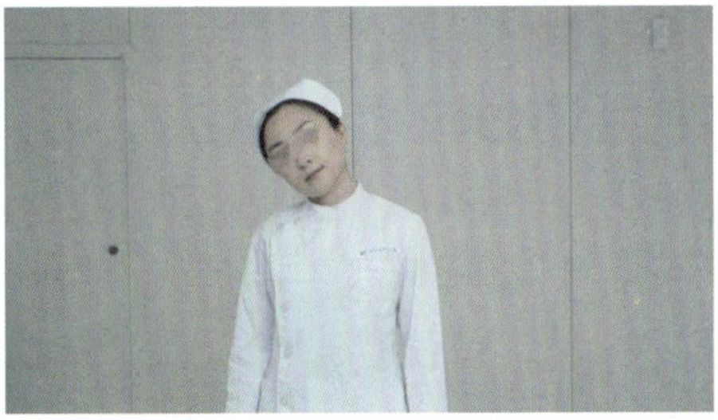

图16　右侧偏头

头向左侧转，保持4秒，如图17。

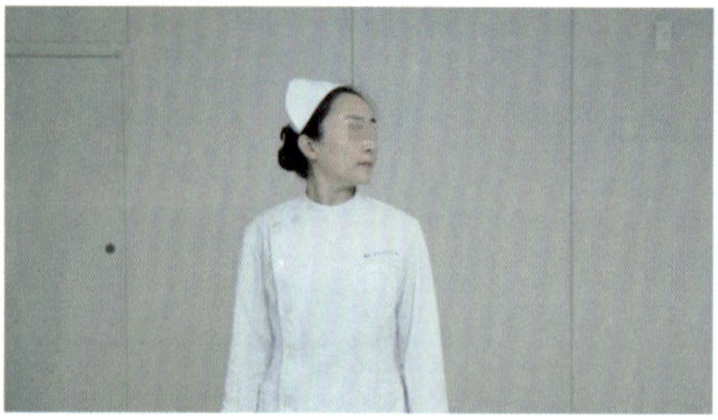

图17　左侧转头

头向右侧转，保持4秒，如图18。

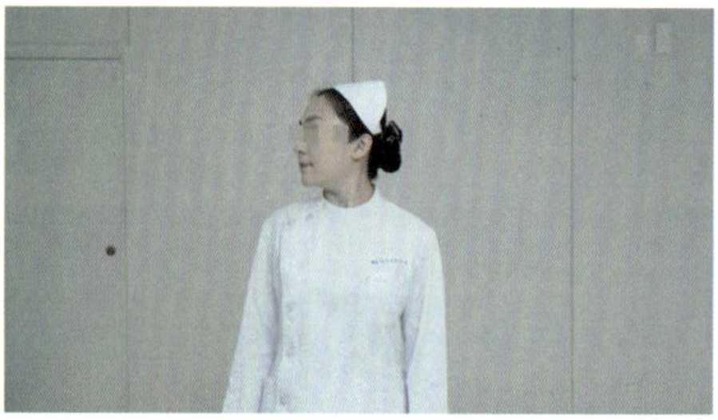

图18　右侧转头

运动时随时保持患侧肢体高于健侧，以防肩下垂。动作幅度由小及大，锻炼时间应逐渐延长。每天至少练习2次。如果配合理疗、按摩等，效果会更好。

289. 术后体育锻炼该如何进行？

体育锻炼可以保持和促进健康，在日常生活中就应适当进行体育锻炼。术后体育锻炼不但可以促进康复，而且能防止很多并发症的发生。术后根据手术的类型、大小，患者的体质和恢复情况，来确定体育锻炼的时间、方式和活动量的大小。大多数手术后的患者在麻醉作用消失后就可以进行床上翻身、伸屈上下肢等活动。术后第1天或第2天，根据患者自身的耐受情况，可坐于床沿，或在他人搀扶下进行慢走。随着体力的恢复，可酌情自己上厕所，到走廊走动，或到花园散步、晒太阳等，也可根据自己的喜好进行太极拳、瑜伽等锻炼。一些专科疾病手术后的患者应进行专项功能锻炼。总之，体育锻炼的原则是以患者身体能耐受为度，根据患者的病情和爱好，循序渐进地进行。

290. 甲状腺癌患者术后能够工作和怀孕吗？

甲状腺癌，尤其是分化型甲状腺癌预后良好，手术致残极少，对患者的生活和工作几乎没有影响。而且甲状腺癌与遗传无关，不会影响患者生育。在怀孕期间只要调整好甲状腺素制剂的用量，一般都不会影响到患者的病情和胎儿的健康。

291. 手术瘢痕影响外观怎么办？

因为甲状腺癌手术的伤口瘢痕位置在颈部，不容易被遮盖，有时会给患者带来外观的困扰。当伤口恢复，不需要换药后，可以购买消除瘢痕的敷料，粘贴于瘢痕处，以预防瘢痕组织的形成，或穿高领的衣服遮挡。女患者可用丝巾、项链遮盖，以达到修饰的效果。必要时，可以至皮肤科或整容外科求助，可以通过手术来达到美化外观的效果。

292. 甲状腺癌可以治愈吗?

甲状腺癌的预后主要与患者病理类型、肿瘤大小、治疗方式等有关。年龄是甲状腺乳头状癌和甲状腺滤泡状腺癌预后的关键因素，45岁以上的患者的治愈率随年龄增长而下降。1998年美国总结了53 856例甲状腺癌患者治疗后的十年生存率情况（表1）。

表1　美国53 856例甲状腺癌患者治疗后的十年生存率情况

病理类型	生存率/%
乳头状癌	93
滤泡状腺癌	85
嗜酸细胞腺癌	76
髓样癌	75
未分化癌	14

五、日常生活与复查篇

293. 怎样正确面对得了恶性肿瘤的事实?

在我国，肿瘤发病率越来越高，已逐渐超越了心脑血管疾病的发病率，所以，得了肿瘤并不要惊慌。与此同时，随着科学技术的不断发展和肿瘤知识的不断普及，肿瘤的控制率得到了很大的提高。虽然肿瘤对人身体的危害极大，但只要及时进行科学合理的治疗，很多患者都可以达到长期生存或治愈的目的。美国国家癌症研究所的统计显示目前恶性肿瘤的总体5年控制率已达60%，尽管有些肿瘤的控制率仍很低，但大部分肿瘤的治疗效果都有了很大提高，这是医学发展对人类的巨大贡献。一旦确诊为恶性肿瘤，患者和家属一定要镇静，千万不要惊慌失措，此时全家人应该安静地坐下来商讨一下，共同寻找正确的治疗方案。如选择就医的医院、家属如何协助就医、手头事情的安排、治疗时间的保障、付费方式的选择等。紧张、焦虑、绝望、胡思乱想、盲目乱投医只会耽误合理有效的治疗时机，加重患者的病情。患恶性肿瘤后，首次就医最好选择市级肿瘤专科医院和三级综合医院的肿瘤科，在短时间内获得科学、合理的治疗方案及预期疗效。

294. 肿瘤患者一般会有哪些心理特征?

恶性肿瘤是严重危害人类生命健康的常见病、多发病和疑难病。对于患者和家属来讲，是一件重大的冲击，虽然每个患者所表现出来的情绪和行为会有极大的不同，但是归结起来有以下几个共同特点。

（1）依赖性增加，被动性加重，行为变得幼稚。患病后总认为应受到别人的关怀和照顾，亲人们应为其做出牺牲。

（2）自尊心增强，担心被人瞧不起。

（3）疑心加重，甚至认为别人低声说话就是在谈论自己的病情，对医务人员不信任等。

（4）主观感觉异常，情绪易激动，焦虑和恐惧，害怕孤独，表现为寝食不安、失眠早醒、情绪低落等。

（5）除了哀伤反应，有的患者还会出现其他的心理反应，如罪恶感等。由于疾病的影响，患者家中的收入减少，医疗费用增加，孩子老人失去照顾等，也会给患者带来很大的心理压力和内疚感。

295. 患者应该如何进行自我心理调节？

患者持有何种心态，这对肿瘤的治疗及康复至关重要。患者既不能表现得过于超脱，不积极治疗，对疾病听之任之，又不能过度紧张，恐惧害怕，抑郁消沉甚至悲观绝望。而应该是勇敢而理智地面对疾病，积极配合治疗。需要注意的是，不是所有的患者从一开始就会有一个良好的心态，绝大多数患者都需要一个逐渐调整的过程。那么如何才能做好自我心理调节呢？

（1）了解有关知识，正确认识疾病：肿瘤患者需要了解一些肿瘤基础知识，包括目前医学界对肿瘤的防治观点、研究动态以及发展趋势，以正确认识疾病。恶性肿瘤是一大类防治较为困难的疾病，但只是人类疾病的一种而已，其造成的后果与心肌梗死、中风、高血压等一样，都会对身体和生命产生危害。通过学习疾病知识，可帮助患者更好地配合医务人员，积极进行治疗。

（2）勇于面对现实，树立战胜疾病的信念：人的一生谁也免不了会患有这样或那样的疾病，无论是大病小病，恶性还是良性，都应该坦然面对这一客观现实。尤其是对恶性肿瘤，要有勇于斗争、敢于胜利的决心，要树立一个强大的精神信念，生命每延续一天，都可能会获得新的机遇和希望。所以只要还有一口气，一线希望，信念和精神就不能垮掉。

（3）提高心理素质，善于自我调节：肿瘤患者可以学会自我减轻心理压力的方法和技巧，调节自己的心理状态。例如练习太极拳，或者看小说，看电视，听音乐，做自己乐意做的事等，都是可使身心放松的好方法。还可在力所能及的情况下，适当劳动，外出旅游，有时也会收到意想不到的好效果。若紧张、焦虑的心情不能控制，可适当地用点抗焦虑药或抗抑郁药，如地西泮等，可帮助改善睡眠，对心理不良反应有一定的解除作用。心理压力也可向家人或医务人员倾吐，以得到帮助和劝慰，从而帮助解除和排泄压抑的情绪。

（4）活在当下，积极治疗：不要去想象疾病的最终结果，过好现在的每一天。对待疾病要从战略上藐视，战术上重视；制订切实可行的康复计划，积极配合医生的安排，坚持按疗程用药。

296. 患者自我心理调节有哪些方法?

（1）音乐疗法：音乐疗法是用音乐调整心境的自我心理保健法。研究表明，乐曲的不同节奏、旋律、音调和音色，可以使人产生不同的情感效应。心情抑郁的时候，宜听旋律流畅优美、节奏明快的一类乐曲；焦虑的时候，宜听节奏缓慢、风格典雅的一类乐曲；而且多听节奏少变、旋律缓慢、清幽典雅的乐曲，还有助于解除失眠。

（2）倾诉法：倾诉是释放压力的通道，在倾诉的时候不仅可以获得安慰和鼓励，还可以获得某种认同感，可击败自己内心的怯懦，给自己勇气和希望。

（3）借鉴法：通过欣赏文学名著和名人传记，或者看电影、听讲座，可以从别人的人生轨迹和看待人生的观点领悟自己的人生道路该如何继续和人生真正的价值，同时还可以获得别人战胜困难的经验。

（4）正视情绪法：不逃避消极的情绪，要明白它是一种正常的反应，应冷静下来，正视消极情绪，对受挫及不良情绪产生的原因仔细地进行客观剖析和认真体验，以便有的放矢地找出最佳的解决方案。此外，要敢于表达或暴露自己的情绪，这样才能有针对性地和有效地驾驭与控制它，盲目地压抑和掩饰只会有害于自身情绪系统的健康发展，而且不利于良好人格的重塑。

（5）暗示法：暗示法是通过语言的刺激来纠正或改变人们某些行为或情绪状态的一种心理调适方法。自我暗示指通过有意识地将某种观念暗示给自己，从而对自己的情绪和行为产生影响。肿瘤患者可以每天数次在内心里坚定有力地对自己说："要想开一些，快乐一些""这没什么""我能挺过去""我现在很好"。自我暗示能给人带来"期望效应"是符合科学原理的。一个人对自己的期望越大，动力就越强，实现期望的措施也越多，因而所产生的期望效果也越佳。

（6）宣泄法：宣泄法就是通过适当的途径将压抑的不良情绪释放出来。通常可以用以下方式进行合理宣泄，如高声唱歌、大声呼喊、哭出声来、参加文体活动，或者还可以求助咨询师，通过向其倾诉，可缓解来自不良情绪的压力。

（7）改变不良认知法：改变不良认知就是用纠正不正确或不合理的信念的方法来对抗非理性思考方式，以消除情绪困扰和异常行为的一种自我心理调节法。合理的信念会使人产生合理的情绪行为方式，不合理的信念则会使人产生不合理的情绪行为反应。世界上不可能凡事都顺着个人意愿发展，因此癌症患者要用理性的思维看待疾病，正视并接受患病这个事实，由此可以避免负性情绪产生。

（8）放松法：自我放松是一种通过放松自己的躯体和精神，以降低交感神经的活动水平、减缓肌肉紧张、消除焦虑，从而获得对抗应激效果的自我心理调节方法。当人们面临挫折与冲突时，学会自我放松可远离消极情绪的困扰与伤害。具体做法：深吸一口气－慢慢把气吐出，这样循环往复，直至过度紧张反应消失为止。另一种放松的方法：平卧，从上至下、从左至右分别使身体各部肌肉紧张起来，然后再放松，整个做完之后，再安静地松弛几分钟。

（9）转移注意力法：转移注意力是重要的心理保健方法之一。当心理问题出现时，可以通过变换环境、参加娱乐活动等方法转移注意力，例如爬山、旅游等回归大自然的活动，可以使患者身心放松，眼界开阔，心胸豁然开朗，同时还可以使患者受到大自然的启发。

每个人都有最适合自己的心理调节方法，重要的是要行动起来。增强心理免疫力，对于疾病的康复有着非常重要的作用。需要强调的是，以上调节方法对于有轻度心理障碍的人能起到一定的缓解和调节作用；对于有中度以及严重的心理障碍的人，建议到专门的机构找专业的咨询人员一起解决问题。

297. 睡不着觉时怎么办？

肿瘤患者都存在着一定的心理反应，或者焦虑，或者恐惧，或者担心复发，从而导致出现睡眠问题，如睡不着觉、睡不踏实、早醒等。与睡眠问题相应的自我调整措施如下。

（1）正确认识睡眠时间：一般来说每人每天需要的睡眠时间为8小时左右，但是睡眠时间的长短也因人而异，差别很大，有的人每天睡4～5小时即可，而有的人则要睡10小时才能正常工作。所以，衡量睡眠是否充足的标准是看白天是否有足够的精力工作和生活，而不是必须用8小时作为是否存在睡眠不足的标准。

（2）入睡困难的心理调节：越怕失眠越失眠，越想睡就越睡不着，这是一种心理现象。所以，睡眠时需要让注意力分散到其他有意义的事情上，比如读书或听一点舒缓的音乐都可以起到分散注意力的作用。

（3）对安眠药的正确认识：有的失眠患者认为安眠药会产生依赖性，对身体有害，坚决不用。其实，安眠药不可滥用，但是可以用，只要在医生指导下正确使用就都是安全的。

（4）培养"入睡条件反射"：创造有利于入睡的条件反射机制，如睡前半小时洗热水澡、泡脚、喝杯牛奶等，只要长期坚持，就会建立起"入睡条件反射"。

（5）养成良好的作息习惯：如规律生活，限制白天睡眠时间，保持卧室清洁、安静，避开光线等刺激，避免睡觉前喝茶、饮酒等。

298. 患者对手术感到紧张、焦虑、害怕怎么办?

对紧张、焦虑和害怕的自我心理调节方法可参考以下内容。

（1）进行积极的自我暗示：如"相信自己""别的患者也经历过手术，我觉得我也能够经受住""手术前紧张是正常的，别的人也都紧张，做个深呼吸，放松自己"。

（2）深呼吸松弛训练：端坐在椅子上或靠在床头，双膝自然分开，双眼平视正前方，两手自然下垂，手心朝前；然后微闭双眼，慢慢使自己平静下来，均匀缓慢地深吸一口气，同时两手握紧；再慢慢地吐气，同时两手松开，让全身肌肉松弛下来。如此连续进行松弛训练2～3分钟。

（3）意象法：在大脑里面想象一些美好的事物，如优美的景色，或者回忆经历过的最得意、最开心的事，用心去体验和回味当时的情景和心情。

299. 有些患者不愿去医院就医，害怕听到坏消息，怎么办？

这是一种否定存在或已发生事实的潜意识心理防卫术，它是最原始、最简单的心理防卫机制。儿童闯祸后用双手蒙住眼睛、人在遭遇突发事件时像鸵鸟一样“眼不见为净”的行为，即为“否定作用”的具体表现。这种防卫术能使个体从难以忍受的思想中逃避，也同样可借此逃避个体难以忍受的愿望、行动、事故，以及由此引发的内心焦虑。有时否定的心理防卫机制可以在心理压力中保护自己的感受，或给人多一点时间考虑与做决定。因此，一定程度上，可以允许患者存在否定的心理防卫机制，但是，否定时间过长，也会妨碍人们对问题的适应，因为其机制是用躲避问题代替面对问题。

300. 家属如何给恶性肿瘤患者以心理支持？

恶性肿瘤患者除了需要医护人员的精心治疗和护理，还离不开亲人的精神支持和心理安慰。家属在患者的治疗和生存期间具有举足轻重的地位，他们不仅是患者生活上的照顾者，还是医生的“助手”。作为家属应注意：①保持平和的心态，稳定的情绪。家属紧张焦虑的情绪极易传染给患者。患者对家属的言谈举止非常敏感，家属言谈举止稍有不慎，就会引起患者对自己病情不好的猜测。因此，家属需要保持平和的心态，来稳定患者的情绪。②为患者提供心理、生理、社会支持。恶性肿瘤本身是一种可严重影响患者身心健康的疾病，作为患者常会感觉时日不多，更需要得到亲人的关怀，家庭成员作为患者最亲密的人，是患者坚强的后盾，应为患者提供多方面的支持。这样可以增强患者治疗的信心，使患者感受到亲人的关爱，还能影响患者的行为。③家属应多与患者交流，增加与患者相处的机会和时间。要协助患者的日常生活，为患者提供舒适的环境，经常和患者沟通交流，鼓励患者表达情绪，提供与亲友接触的机会，以促使患者维持自己的社交体系，从而满足患者对社会角色的需要。

301. 对于疾病的诊断，是否应该告知患者？

对于患者患有恶性肿瘤的这个诊断，在我国，家属的处理方法大概分为两种，一种是让患者明确自己的诊断，一种是千方百计地隐瞒患者的病情。究竟哪种做法正确呢？我们认为在决定是否应该告知患者病情时，可以从以下几个方面考虑。

（1）视患者个人情况与需要而定。

（2）反复问自己要求隐瞒患者病情的理由是什么。

（3）考虑因此需要付出的代价。

（4）尝试与患者进行沟通和接触，了解患者知道了多少，以及患者希望知道多少。

（5）不要把患者不想知道的消息强塞给他。

（6）如果双方都知道病情，可以安排一次会谈。

302. 如何告知患者不好的病情进展?

患者与家属之间对于疾病的沟通应该是畅通的，没有阻碍的。但是，在实际情况中，也会出现，虽然双方有沟通，但是沟通的内容有所保留，家属只讲好的部分，使患者保留希望，而把坏的部分和痛苦的部分都埋在自己心里的情况。对于家属不知道该如何与患者沟通病情的问题，世界卫生组织（WHO）提出了以下病情告知策略。

（1）预先制订一个计划。

（2）告知病情时应留有余地，让患者有一个逐步接受现实的机会。

（3）分多次告知。

（4）在告知病情的同时，应尽可能给患者以希望。

（5）不欺骗患者。

（6）告知过程中，应让患者有充分宣泄情绪的机会，并及时给予支持。

告知病情后，家属应与患者共同制订未来的生活和治疗计划，并进一步保持密切的医患接触。

303. 患者术后如何保持愉快的心情?

稳定的情绪、良好的心境可以保持机体免疫系统处于积极的工作状态，而焦虑、烦躁、悲观等情绪会使机体免疫系统处于抑制状态，甚至“罢工”，因此愉快的心情对患者术后病情的恢复至关重要。手术是治疗疾病常用的方法，术后恢复需要一个过程，有许多患者因为术后疼痛、担心手术效果和预后而产生焦虑情绪，这是人之常情，但也应使用正确的方式应对，从而调整患者的心态。如果患者自己无法应对，可以求助医护人员，或与同病种的病友交流沟通，也可以听听音乐，想想让自己高兴的事情，以放松自己。只有满怀信心，术后保持愉快的心情，积极配合治疗，并在医护人员的精心治疗和护理下，才能顺利地康复。

304. 患者如何能尽快回归家庭和社会?

甲状腺癌的症状较轻，治疗方式相对于其他肿瘤来说较容易且时间短，预后也较好。患者恢复后，自己及周边的人常会要求其继续扮演以往的角色，患者也往往无法找到自己的定位，在“我是患者吗？”及“我的功能健全，但我是一个肿瘤患者”的状态中拔河，或做超过自己身心所能负荷的事，而不能尽快回归家庭和社会。患者可以试着改变自己的个性及处事态度，放慢生活脚步，学习请求支援及请他人分担责任，必要时还可以寻求专业心理医生的帮助，从而找到让自己舒服的角色位置，较快地适应疾病与提高生活品质，尽快回归家庭，回归社会。

305. 为什么肿瘤患者出院后还要定期到医院复查?

通过治疗，患者体内肿块没有了，出院时达到了临床治愈的标准，但不等于患者体内完全没有了残存的肿瘤细胞。残存的肿瘤细胞可能被人体的免疫系统所消灭，也可能逐渐形成肿块，表现为肿瘤局部复发或远处转移。在出院后的第1年内肿瘤复发或转移的可能性最大，满2年后可能性逐渐变小。定期复查的目的，是尽早发现可能发生的肿瘤复发与转移，以便及时合理地治疗。

306. 甲状腺癌患者术后是否应该定期到医院进行检查?

甲状腺癌患者术后定期到医院检查非常重要，因为定期复查可以及时发现问题。即使是早期的甲状腺癌患者，在得到充分治疗后，仍有可能出现肿瘤转移或复发，如果能定期复查，早期发现肿瘤转移或复发，及时治疗仍有治愈的可能。

307. 甲状腺癌患者术后多长时间开始复查?

甲状腺癌患者术后1个月开始复查甲状腺功能，以调整甲状腺素制剂的用量。之后早期和低危组的甲状腺癌患者手术后每6个月复查1次，连续3年，以后每年复查1次。中晚期和高危组的甲状腺癌患者术后应每3个月复查1次，连续2年，第3年每6个月复查1次，以后每年复查1次。

308. 甲状腺癌患者复查时都有哪些检查项目?

复查内容包括：①病史询问；②颈部定期检查：了解残留的甲状腺是否有异常，并结合颈部B超或CT进行比对；③甲状腺功能检查，血钙磷离子测定等；④胸部X线片（正位片、侧位片）。胸部X线检查发现异常的患者，建议行胸部CT检查。

309. 复查发现肿瘤标志物增高，应该怎么办？

治疗过程中，往往会定期检测血清肿瘤标志物，用来作为判断病情的参考依据。如果复查中发现肿瘤标志物较上次检测明显升高，首先要警惕肿瘤复发或进展。血清肿瘤标志物的测定受到许多因素的影响，单次检测可能因存在某些干扰因素而导致假阳性，使检测结果不准确，此时应按照医生要求再次复查。

310. 为什么分化型甲状腺癌患者需要长期随访？

尽管大多数分化型甲状腺癌患者预后良好，死亡率较低，但是约30%的分化型甲状腺癌患者会出现复发或转移，其中2/3发生于手术后的十年内。对分化型甲状腺癌患者进行长期随访的目的在于：①早期发现肿瘤复发和转移；②动态观察病情的进展和治疗效果，调整治疗方案；③监控TSH抑制治疗的效果；④早期发现其他伴发疾病（如心脏疾病、其他恶性肿瘤等）。

311. 肿瘤患者手术后能否正常工作？

带癌生存的患者越来越多，带癌生存的时间也越来越长。对于大部分早期肿瘤患者，在手术恢复后可以重返工作岗位。患者通过力所能及的工作，并在工作中体现自身价值，能够增强患者的自信心。但在工作中也应该避免过度劳累，并要按医嘱定期复查。

312. 家属怎么配合患者完成术后自我护理?

帮助患者增强自我保健意识，掌握自我调节的方法，如看书、听音乐、与他人交谈等，以使患者保持稳定的情绪。家属要指导患者学会自我护理，及时了解患者的需要并提供帮助，填补患者在体力、智力和意志方面的欠缺，使其能够恢复自主生活，恢复在社会生活中充当的角色。

313. 肿瘤患者出院后为什么要进行随访?

出院后来院困难或路途遥远的患者，可在当地的医院进行定期检查，但对初治医院的来电应认真回复，以便初治医院的医生及时了解患者的病情，统计相关资料。同时患者反映的病情将会转到相关医生处，医生也会尽快给出处理意见。

314. 手术后患者能在当地医院复查吗?

患者最好到原来进行手术的医院复查，找原手术主刀医生或主管医生进行复查。因为手术主刀或主管医生熟悉患者病情，医院又保存着患者的详细病历资料，细微的病情变化更容易被发现。如果患者到原手术医院复查不方便，也可以在其他医院完成复查，病情有变化时可再找原来主管医生进行复查。

六、肿瘤患者谈抗癌

315. 和甲状腺的那点事儿

笔名：狮驼岭小钻风

年龄：28

性别：男

2019年11月，我偶然发现自己颈部凸起，经检查确诊甲状腺乳头状癌；2019年12月底，在中国医学科学院肿瘤医院行甲状腺癌治疗手术。

明天和意外，哪个会先来临呢？

对于这个问题，每个人都会有不同的答案。但现在我想告诉大家，明天和意外随时都会来，我们要做的就是珍惜当下的每分每秒。

灾难，突如其来

生活从来都不是一帆风顺的，遇到一点琐碎小事，我们会微笑而过，拍拍身上的灰尘潇洒地说："那都不是事儿！"也许在未来的某一天，这些生活中的琐碎小事会演变成一个大麻烦，但爱我们的人依旧会陪在我们身边劝导："没事，只要人没事就行。"

我们会难过、会妥协、会接受，会慢慢消化、慢慢解决，可是某一天，如果你遇到的是人生难以接受的灾难，我们又该如何面对呢？

面对，一切都值得

我是在这个世界上只过了二十多年的人，刚参加工作不久，正当我认为人生顺遂无虞的时候，命运却偷偷地给我开了一个玩笑……

2019年10月底，我偶然发现颈部左侧有凸起，于是来医院做检查，这次医生却没有轻松地放我离去，初步判断为"甲状腺癌"，当我听到后，脑中犹如惊雷炸响，一片空白，我正值意气风发，怎么会得这种疾病？

医生让做穿刺进一步确诊，当时我调整好心态听从医生安排，出来报告后确诊为“经典型乳头状”，这也开启了我的手术切除之旅。

排号一月有余，正值平安夜接到入院电话，便赶紧收拾行李赶往医院，虽匆忙但同时更多的是欣悦，感觉犹如获得了新生。

“×××，下个是你，做好准备”，听到后，心怦怦地跳。

该来的总是要来了，换好衣服后，躺在移送手术室的床上，见到主刀大夫，简单沟通后，便吸入麻醉，醒来后发现已在病房。手术是麻醉的状态下做的，无任何感觉，术后两天，有点难熬，但是看看现在健康的自己，感觉一切都是值得的。

熬过寒冬，春天定会如约而至

如今2020年已经远去，那一年，我经历了太多，首先在饮食方面注重均衡，严格遵照医嘱；其次在运动方面更加积极，尽可能增加活动量；最后坚持定期复查，根据检查结果调节药量。

我觉得除了上边的这些基本注意事项，甲友们一定要保持乐观向上的心态，因为好的心情是抗击疾病的良方。

术后一年，生活逐渐回归了平常，除每天吃药外，已和往日无异。癌症会让自己悲伤，但也会让自己坚强，更坚定活在当下的信念。

作为一个曾身患癌症的人，已经没有更多的眼泪了，唯一要做的是拥有坚定的信心，同时去获得尽可能多的信息，武装自己的同时，也可以帮助更多获得类似疾病的患者。

写这篇文章的时候正值凛冽寒冬，天气虽冷，但相信如约而至的不只是春天、相信生命有裂缝，阳光才能照进来！

甲友们，加油！

想对甲友说

除了生死，都是小事。

——狮驼岭小钻风

316. 保持良好的心态和生活习惯

笔名：倾梅煮雪

年龄：不惑之年

性别：女

不珍惜身体，早晚会生病

2019年9月我收到了一个“坏”消息。我很清楚由于一些因素，我国患癌症和慢性病的人数正在迅速增长，但我一直认为这与我无关。所以我不断放纵自己，随心所欲地大吃大喝，还经常熬夜。现在我明白了，如果你不爱惜自己的身体，生病是迟早的事！

刚得知诊断结果时，我既恐惧又困惑，甚至质疑医院的检查结果，直到穿刺报告摆在我面前，才不得不接受这一事实。医院的朋友让我不要害怕，甲状腺是人体最小、最懒的腺体，做完手术就没事了，不会要命的！

经过朋友的安慰，我不再伤心和迷茫，恐惧并不能解决问题，该面对还是要面对的！由于我的情况比较复杂，医生朋友建议我去中国医学科学院肿瘤医院做手术。

几天后就出院了，回家后每天都会看病友群里大家的聊天内容，本想找一个比我病情严重的病友，给自己一点安慰。找着找着突然发现，我成了别人的心理安慰，还莫名的有了成就感！

术后两次^{131}I治疗

2020年1月我在太原做了第一次^{131}I治疗，一开始很害怕自己不能适应治疗过程，怕辐射对身体有伤害。可是服用了碘之后没有任何不适，一下子就开心了。

在住院期间认识了很多病友，大家每天生活在一起，探讨着病情。遇到状态不好的甲友，大家都会帮忙开导。就这样，我们像一家人一样，开心快乐地度过了五天的隔离期。

由于疫情原因，已经上大学的儿子，在家陪了我小半年。疫情好转后，4月又做了第二次^{131}I治疗，慢慢地我恢复了正常的生活。

经历这一次生病，我明白，所有的恐惧皆源于未知。在刚得知患上肿瘤时，我惊慌失措，恐惧不已。但当我通过各种渠道，了解了甲状腺肿瘤，弄懂了整个诊疗过程之后，便重新调整了情绪，该干啥干啥，完全不再害怕。

生病期间家人无微不至的照顾和朋友们的关心，让我倍感温暖！如果没有这段经历，我对幸福没有确定的定义，但现在我觉得幸福就是在爱的包围中释放你对别人的爱，开心快乐地享受每天的幸福生活！

想对甲友说

保持良好的心态和生活习惯，这是一个慢性病，要学会和自己的身体对话，了解身体发出的信号，通过锻炼和饮食提高自身免疫力，坚持定期随访，我们会越来越健康的！祝所有的甲友健康快乐每一天！

——倾梅煮雪

317. 每天都要开心一点

笔名：虾酱

年龄：30＋

性别：女

2020年对很多人来说都是很艰难的一年。我有半年的时间都和医院绑在一起，从最开始的检查、确诊、找医生、确定手术时间到手术。在这个过程中我学会了很多，思考了一些之前不会考虑的问题。在此我想分享一下自己的经历，希望能对其他病友有所帮助。

2020年11月27日下午两点，我躺在手术床上，听到一个遥远的声音在呼唤我，还有人拍我的脸。我逐渐清醒过来，伴随着心电监护仪发出的嘀嘀声，我结束了两个多小时的甲状腺半侧切除手术。

可能大部分人是通过体检而查出甲状腺肿瘤，而我则是被一篇公众号的文章吓到去检查的。大概一年前，我发现自己颈部淋巴有结节，但是不疼不痒也没有异样，就没太在意。

直到半年前，我看到了一篇公众号文章，该文章详述了甲状腺切除手术的全过程。我被文章里的描述吓了一跳，转发给了朋友，朋友建议我去检查一下。

到医院做彩超时，医生问我是从年度体检过来的吗？我说不是，是看了一篇微信公众号的文章过来的，医生笑了。由于彩超结果不太好，医生建议我去做穿刺。8月初我拿到了穿刺结果，上面写着“符合甲状腺乳头状癌”。我当时站在医院的门诊大厅，患者熙熙攘攘，广播里不停地叫着号，但我的头脑一片空白。不知道在原地站了多久，突然听到广播里传出我的名字。

确诊后，我查阅了很多资料，了解到这类手术不算大手术，但由于甲状腺周围有气管，后方还有喉返神经，而喉返神经是手术中比较容易被伤到的地方，手术后若出现声音沙哑、呛食等现象，都是喉返神经受损的表现。有人术后手脚发麻、抽筋，这是术后低血钙，常见的并发症之一，可以通过即时补钙解决。还有人手术缝合没做好，伤口那里长成了“蜈蚣腿”。所以我想找一位经验丰富的医生，尽量减少风险。找医生的过程十分复杂，我一共去过4家医院，最终通过网上病友的信息和综合评价，选择了中国医学科学院肿瘤医院，手术排在了三个月后。

2020年11月，手术如期而至，我穿着病服走进手术室，戴上了帽子和鞋套，脱掉上衣躺在手术台上。医生开始做手术前的准备，给我的手上插了个管子。他们还在有说有笑地聊着天，夸我很勇敢、一点也不紧张。紧接着麻醉医生说要打麻醉了，说完我便睡了过去。

术后才知道，术前的经历算不上什么，术后才是艰难“抗战”的开始。被推进病房的前6个小时不能动也不能喝水，左手输着液，右手戴着心电监护仪，鼻子里吸着氧气。6个小时后可以喝一点水，但身体依旧不能动，护士会过来换输液袋，检查监护指标是否正常。

手术当晚身体不能动，伤口很疼，脖子像被一根绳子紧紧勒着一样。一晚上，我掌握了在不影响输液管和监护仪的情况下微微转动手臂和身体的N种办法。因为伤口太疼，我一整晚都没睡觉，看着病房外面的天空从亮变暗，再从暗变亮，听着马路上汽车的声音慢慢多起来。好在不舒服也只有这一晚，第二天就可以下床，吃了些简单的东西，身体也开始慢慢恢复了。

朋友得知我生病的时候都会问，你为什么会患上这个病？我喜欢运动，自认为身体很好，很多年没生过病。在刚刚确诊时，我也有这样的疑问，为什么是我？在我问医生为什么会患上该病时，医生说这类病本质上是一种基因突变。看了一些资料后，认识到了其中复杂的原因。

致癌的因素有很多，如遗传、环境、不健康作息和饮食因素等，但根据最新的科学研究，引起癌症最大的危险因素是染色体在复制过程中发生的随机错误。

我意识到我们的生命很大程度上都带有不确定性，永远不知道明天和意外哪一个会先来。但就自身而言，我们可以选择一种良好的生活方式、保持轻松愉快的心情、定期体检，尽量避免癌症的发生。除此之外也不必太过于担心。

最后，我在手术之前心态平静得自己都感到匪夷所思，原因是看到了一位年长的老师，也是我一位非常要好的朋友给我的来信。我认为这是最好的术前心理辅导，因此想在这里翻译其中的几段，希望可以帮到后面要做手术的朋友。

“我尽力在所有事情中寻找幽默，即使是悲伤的事情。你要做的事情（手术）是会帮助你变好的，所以试着看看你能不能用幽默来战胜恐惧。对你而言这是一次独特的经历。

如果身体好的话，你可能之后都不需要再做手术了。我们不妨把这件事情看成它本来的样子——一个一次性的经历，然后饶有兴趣地去对待这个过程。其实每当你穿过马路时，你所面临的风险都比做手术要大。所以我想认真地对你说，让我们开心享受这个过程吧！你说呢？”

想对甲友说

不要被甲状腺恶性肿瘤这个名字吓倒，每天都要开心一点。

——虾酱

318. 调整好自己，甲癌并不可怕！

笔名：图图和悠悠

年龄：29

性别：男

匆匆忙忙，慌慌张张，因为工作的时间早，22岁结了婚，23岁有了儿子，24岁有了女儿。在平淡的日子里，感受着生活的幸福和家庭带来的喜悦。

时光飞逝，转眼间已是27岁。因为工作比较清闲，养成了晚睡晚起、熬夜、打游戏、抽烟喝酒等一系列的坏习惯。妻子是一名护士，加之自己身体肥胖，就被妻子硬拉着去体检了。

在做超声检查时医生面色凝重地说："你的甲状腺上长了个东西，去上级医院复查一下吧。"听到这些，我的心情瞬间跌入了谷底。通过一番咨询，最终决定手术。

我办理了住院手续，做了穿刺，结果显示"乳头甲状腺癌"。给我主刀的是张主任，他耐心且详细地讲解了发病原因和手术中的风险以及预后。我和家人不再慌张，既然一切不能阻止，那就欣然接受吧！

手术过程很顺利，因为发现的早并且医生医术高超，手术的切口很小，术后也没有并发症。自从做了手术，我开始爱惜身体，戒烟、戒酒、减肥，每天跑步五公里，改掉了之前很多的不良嗜好。甲癌不足以致命，却给了身体警醒，你如何待它，它就如何对你。爱惜自己的身体，把心情调整好，戒除不良习惯，和"甲状腺"和平共处。转眼间一年半过去了，偶尔早晨吃药的时候会特别痛恨之前过度消耗自己的健康。妻子劝我就当自己有高血压，慢性病不也得天天吃药吗？想想好像除了早晨吃药和常人也没什么区别……活着就要有一个好心态，一个健康的生活习惯，时常感恩，珍惜这次手术带来的心灵洗礼，改变了不良的生活方式，所以未来可期……

幸亏是甲癌，也感谢是甲癌。因为有了这个慢性病，很多不好的习惯也都适可而止了，和家人跨越山河，领略祖国的大好河山。一杯清茶，一本爱书，让我感受到每一次太阳升起时都是希望！

想对甲友说

对于高发的甲癌来说我们从来不是第一个和最后一个，大家一定调整好心态，积极配合治疗，调整好自已，甲癌并不可怕！医生说过甲癌就像一个关在笼子里的狮子，隔着铁网，我们很安全！大家共勉。健康，我们一路同行！

——图图和悠悠